よくわかる

iNPH

（特発性正常圧水頭症）

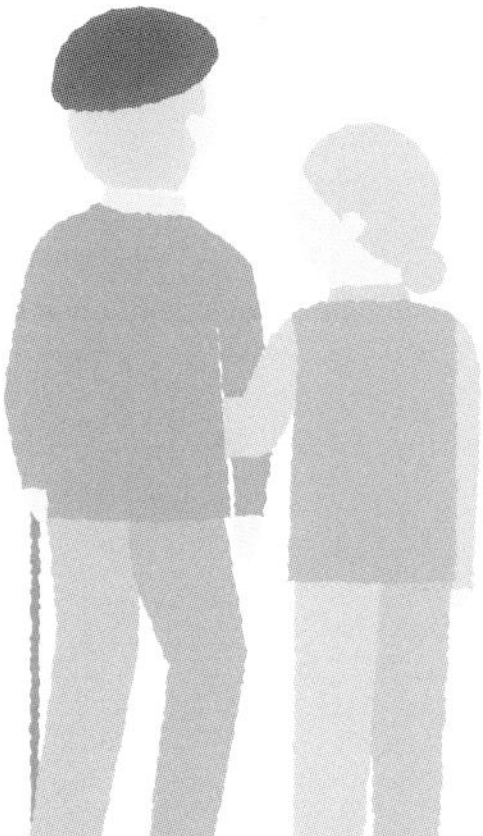

東京共済病院 脳神経外科部長

鮫島 直之

Prologue

気づくことが第一歩

皆様は「特発性正常圧水頭症（iNPH: idiopathic Normal Pressure Hydrocephalus）」という病名について、ご存じでしょうか。まだ、知らない、聞きなれないという方も多いかもしれません。ご家族など身近な方に「最近、以前のようにすたすた歩けない」「歩き方がすり足になって、歩くのが遅くなった」「なんでもない路上で転んでしまった」という方はいないでしょうか。私が日々お会いする患者さんのなかにも、このような歩行障害を経験しているという方が多くいます。そういった方、例えば「転倒して顔に傷を作ってしまった」という方に詳しくお話を聞くと、歩行障害と同時に「頻回にトイレにいく」「トイレが間に合わない」「物忘れが始まった」などの症状もあらわれていると聞くことがあります。さらに詳しくお話を聞き、診察すると、そのほかにも、特発性正常圧水頭症に典型的な症状が出現していることがあります。そして、このようなケースは珍しいことではないのです。

特発性正常圧水頭症は、歩行障害、認知障害、尿失禁といった症状をきたす疾患で、高齢者に多くみられます。高齢者の転倒の背景にこの疾患が隠れていることがあります。多くは「年のせい」とあきらめてしまっていますが、しっかりと検査を行い、それらの症状が特発性正常圧水頭症が原因で生じていると診断できれば、「シャント治療」を行うことで、症状の改善を図ることができるのです。

この病気に気づいて、治療を受けると特発性正常圧水頭症の症状の部分は改善します。症状の原因が特発性正常圧水頭症だけであれば、生活上の困難感はかなり軽くなるでしょう。高齢者ではアルツハイマー型認知症、内臓や骨格の病気など、他の病気をすでにもっていることも少なくありません。そのような場合であっても特発性正常圧水頭症による症状、たとえば歩きにくさや頻尿などが軽減することで介護の負担が減ったり、生活上自力でできることが増えたりします。

80歳代と高齢になっても、治療によって症状が改善した患者さんから「昔のように歩けるようになって電車に乗って旅行に行けた」「横断歩道を渡れるようになって公園を散歩できるようになった」「施設から自宅に戻って生活できるようになった」「再び趣味の俳句を作るようになった」「トイレに行く回数が減って、夜はぐっすり眠れるようになった」など、以前の生活を取り戻しているという声を聞くことがよくあります。

特発性正常圧水頭症は２００４年に診療ガイドラインが発刊されました。２０２０年には第3版の改定がなされ、最近とくに注目されるようになってきました。

一人でも多くの特発性正常圧水頭症患者さん、ご家族が、この病気について知り、より正しく理解し、治療に繋げていただけるよう願い、本書を作成しました。

鮫島 直之

よくわかる
iNPH
（特発性正常圧水頭症）

目次

2章 水頭症かな？ と思ったら……53

3章 手術で症状が改善する ……83

4章 治療に向けて転倒を防ぐ……117

5章 治療後は活動的な生活を

編集協力：オフィス201（勝又理夏子）
装丁：木村ほなみ・にしのはるか
本文デザイン：木村ほなみ
DTP：株式会社キーステージ21
イラスト：鈴木さゆり

序章

転ぶ、トイレに間に合わない、やる気が出ない……

加齢とともに、歩くのが遅くなり転びやすくなる人もいます。しかしその後、トイレが近くなったり、趣味などの活動をしなくなったりした場合は、病気が原因かもしれません。周囲の人が、異変に気づくことも重要です。

Aさんのケース

歩けないのは骨折のせいだと思っていた

年をとって骨折したら、歩きにくくなっても、しかたがないと思いがちです。しかし、歩きにくさの背景には病気が隠れていることも。Aさんのケースを見てみましょう。

1 転倒し、太ももの骨が折れる

最近Aさん（80歳男性）は、脚が上げづらくなり、つまずきやすくなりました。ついに、外出先で転んでしまい、太ももの骨を骨折し、整形外科で手術を受けました。

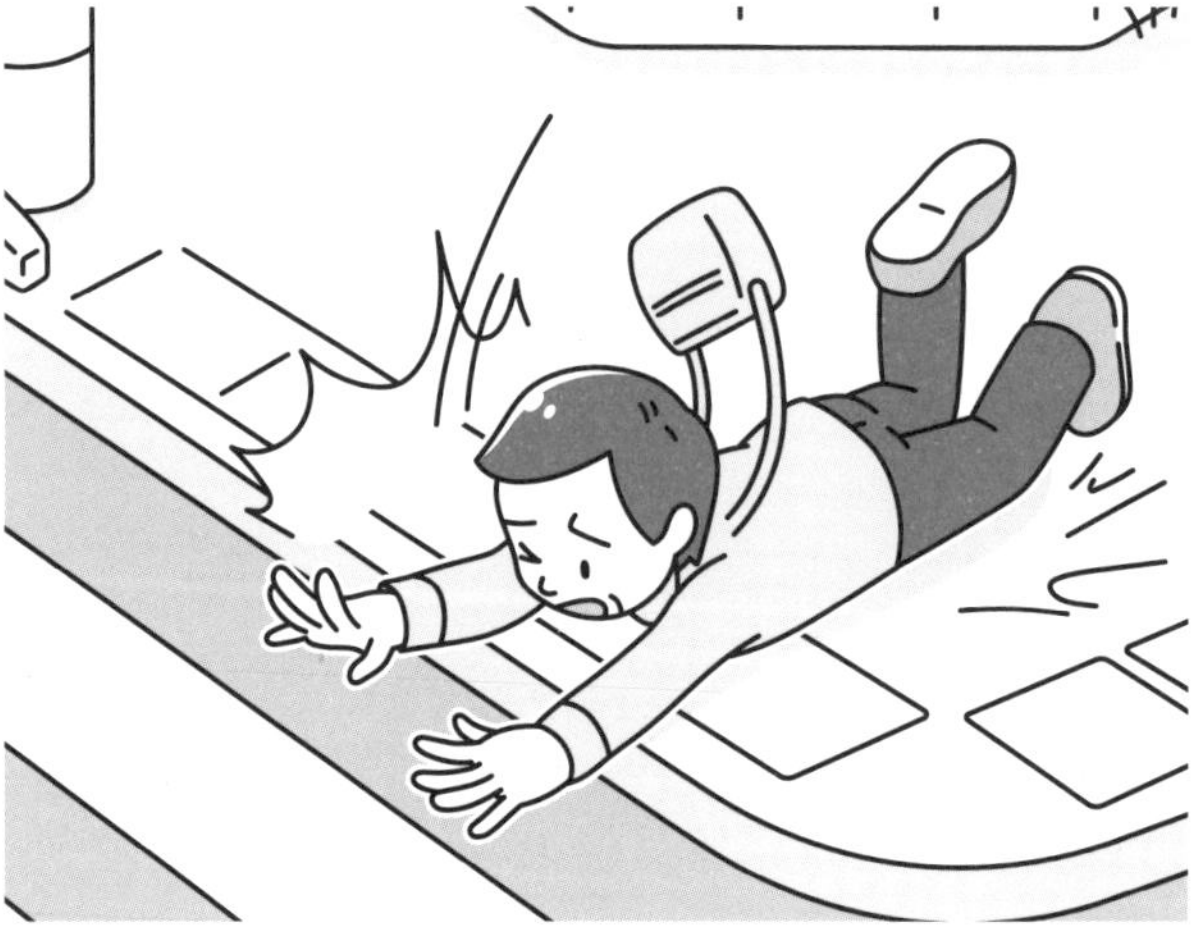

2 退院後も歩きにくさが残る

無事に手術が済み退院したものの、歩きにくさは残っていました。整形外科では「骨折は治っていて、歩きにくさは加齢によるもの」といわれ、家族も「骨折したのだから、しかたない」と考えました。

Dr.から ひとこと

骨折が治っても、歩きにくさが残る場合は別の原因があるかもしれない、と考えてみましょう。

③ 認知症と頻尿も発症

Aさんは、家で１日中ぼんやりとしていることが増え、趣味の庭いじりもしなくなりました。頻尿も現れましたが、歩きにくさがあるためにトイレに間に合わなくなるときもありました。

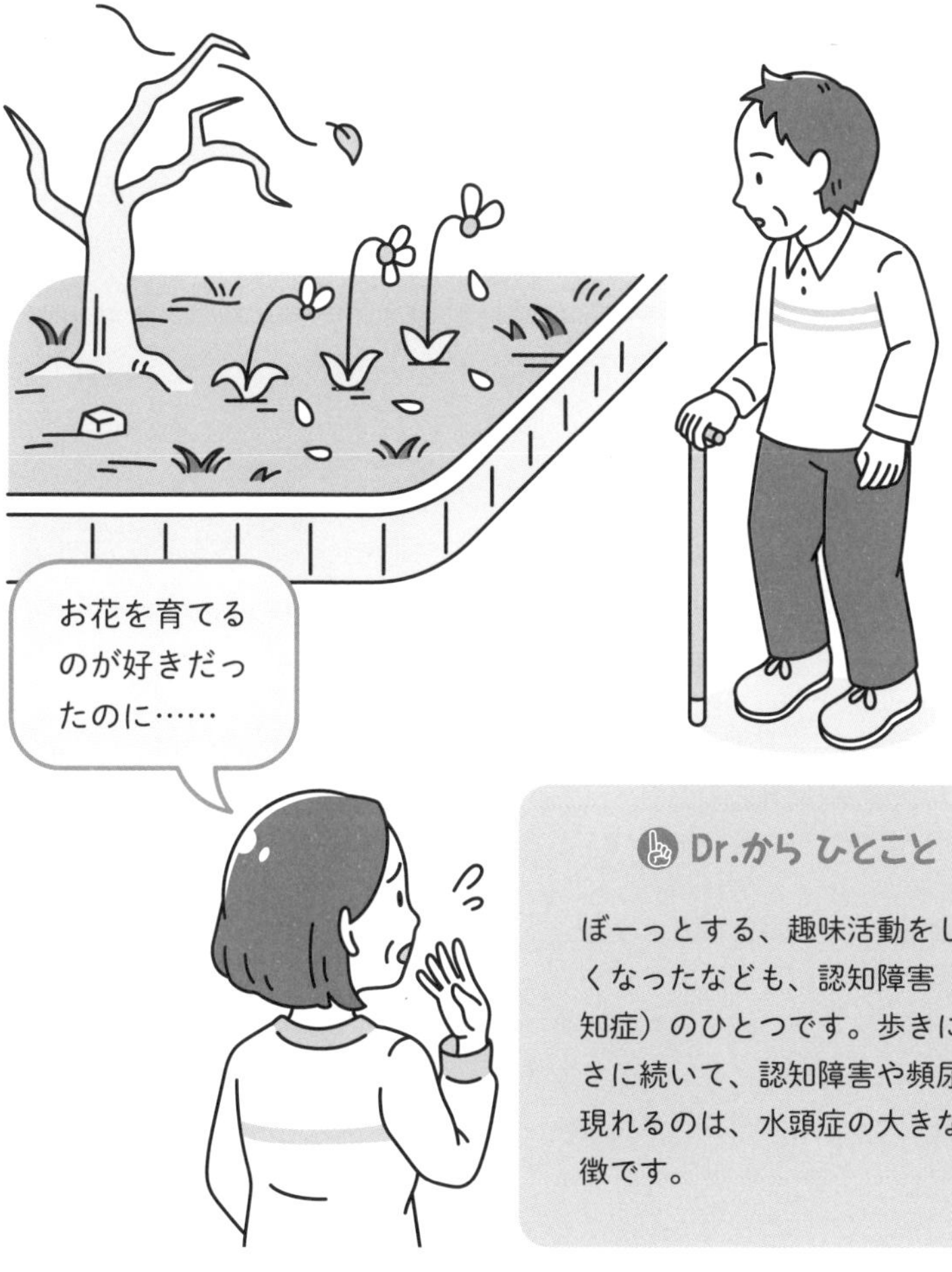

Dr.から ひとこと

ぼーっとする、趣味活動をしなくなったなども、認知障害（認知症）のひとつです。歩きにくさに続いて、認知障害や頻尿が現れるのは、水頭症の大きな特徴です。

④ 精神科を受診

家族は、Aさんは認知症ではと考え、Aさんと精神科を受診しました。医師は問診から水頭症を疑い、脳神経外科の受診を勧めました。Aさんと家族は紹介状をもらい脳神経外科へ。

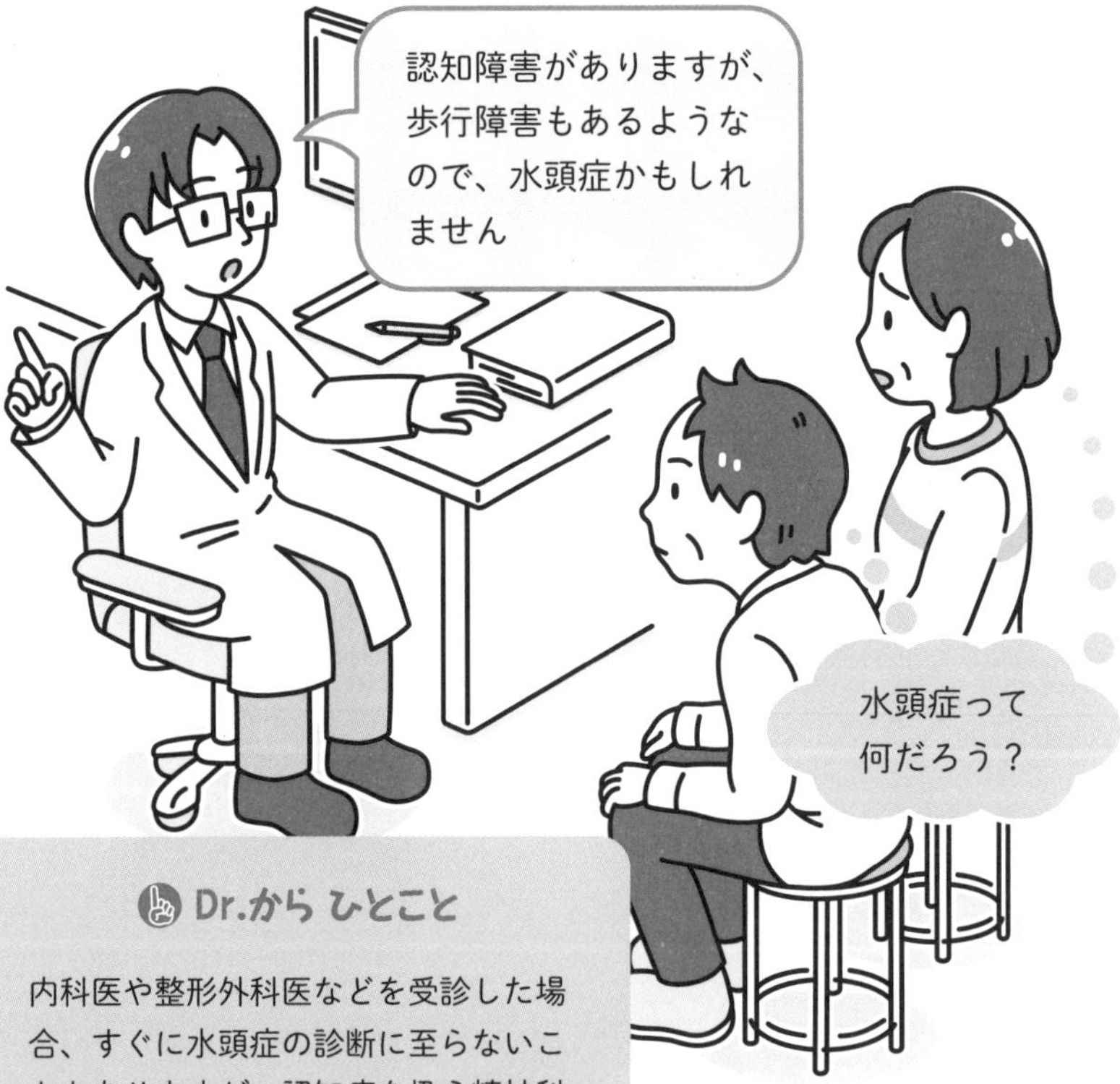
認知障害がありますが、歩行障害もあるようなので、水頭症かもしれません
水頭症って何だろう？

Dr.からひとこと

内科医や整形外科医などを受診した場合、すぐに水頭症の診断に至らないこともありますが、認知症を扱う精神科医は水頭症を知っています。水頭症を専門とする医師（脳神経外科、脳神経内科）への紹介状をもらいましょう。

⑤ 脳神経外科で水頭症と診断

A さんは脳神経外科で問診や検査を受け、水頭症と診断されました。確定診断のための検査で症状が改善したため、治療を受けることにしました。

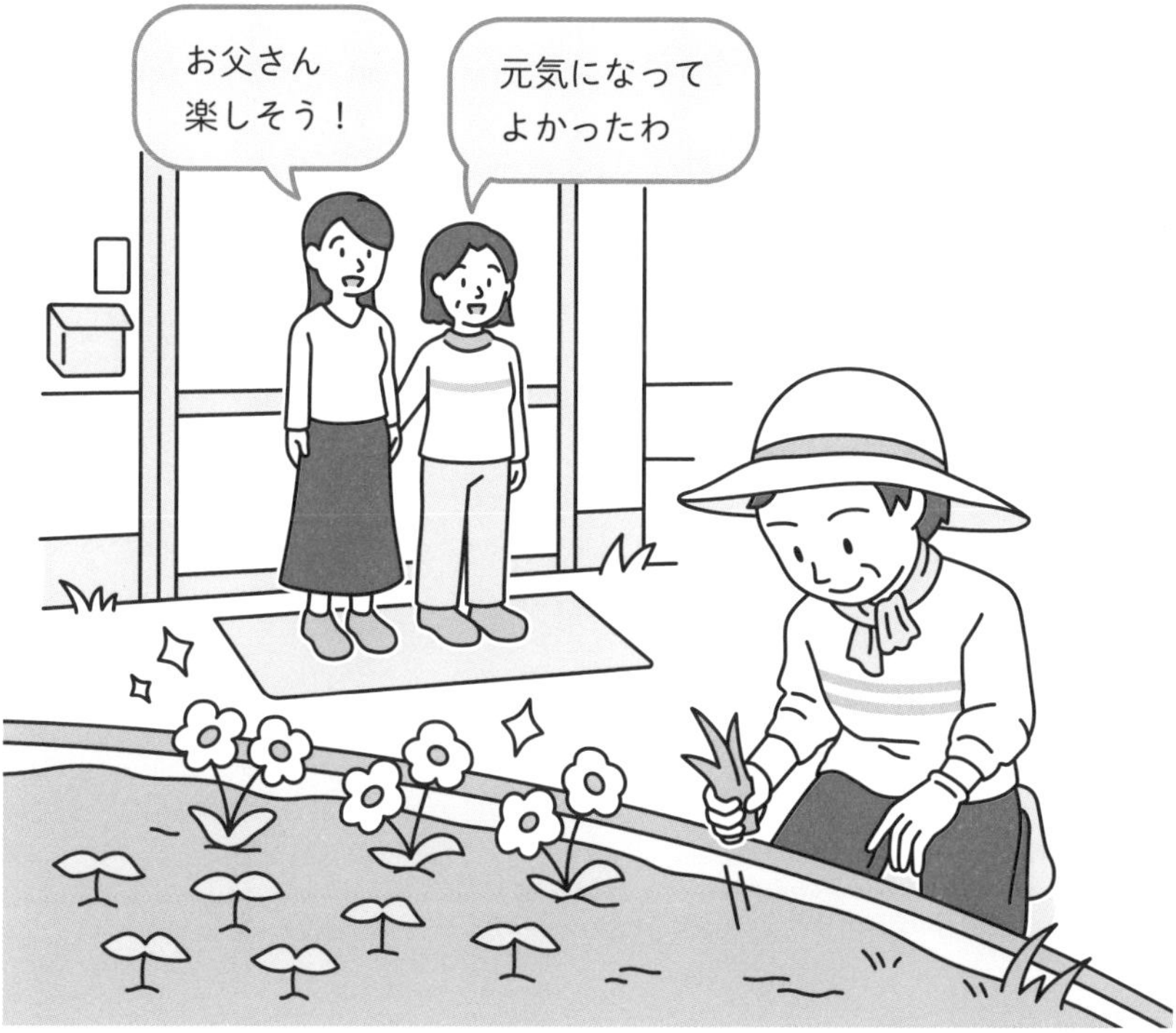

⑥ 治療後、日常生活が快適に

水頭症の治療後、A さんはすぐに歩きにくさと頻尿が改善し、退院後は庭いじりも再開しました。転倒の危険が減り、トイレにも間に合うようになって、家族も安心しました。

当てはまったら受診しよう！

症状チェックリスト

本人だけでなく家族の気づきが、水頭症の発見につながることが少なくありません。「症状チェックリスト」の項目を確認して、当てはまるものに○をつけましょう。

- □ 1　60歳以上である
- □ 2　小刻みに歩く。すり足で足が上がらない
- □ 3　歩くとき足が開きぎみになる。がに股で歩く
- □ 4　歩き始めるとき、足が出にくい
- □ 5　方向転換しにくい。方向転換時にふらつく
- □ 6　歩行や立ち姿勢が不安定で、転倒することがある

□ 7 最近、もの忘れがある

□ 8 1日中ぼんやりする。趣味などをしなくなった

□ 9 呼びかけに対して反応が遅くなった

□ 10 怒りっぽくなった

□ 11 声が小さくなった、表情が乏しくなった

□ 12 頻繁にトイレへ行きたくなる

□ 13 おしっこをがまんできる時間が、非常に短くなった

□ 14 おしっこをがまんできず、もらすことがある

解説は P18~19 へ

症状チェックリスト 解説

チェックリストには、いくつ当てはまったでしょうか？ 複数の項目に当てはまると、水頭症が疑われます。解説をよく読み、脳神経外科を受診しましょう。

□ 1 年齢

水頭症は、加齢にともなって増加します。60 歳以上であることは、水頭症と診断される条件のひとつです。60 歳以上であり、2 ～ 13 の項目に当てはまる場合は、水頭症が疑われます。

□ 2 ～ 6 歩行障害

2 ～ 6 の項目は、水頭症の特徴的な症状である、歩行障害を具体的に示したものです。歩行障害は、水頭症の患者さんのほぼ全員に現れます。2 ～ 6 の項目に当てはまる場合は、水頭症の可能性があります。

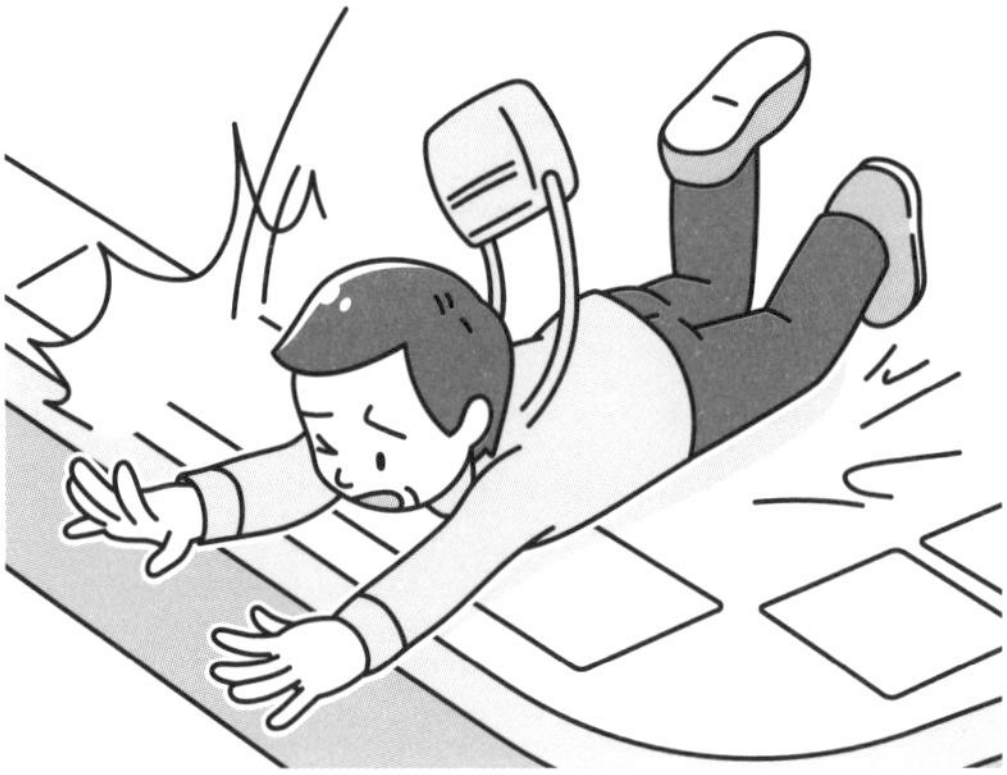

Aさん（12 ページ参照）が転んで骨折したのも歩行障害の影響。水頭症で転ぶ人は約 80%近くに上る

□ 7～11 認知障害

7～11の項目は、水頭症の症状のひとつ、認知障害で現れやすい症状を示したものです。水頭症の認知障害は、無気力や呼びかけに対する反応の悪さが比較的よく現れます。歩行障害に続いて認知障害が現れたら、水頭症の可能性があります。

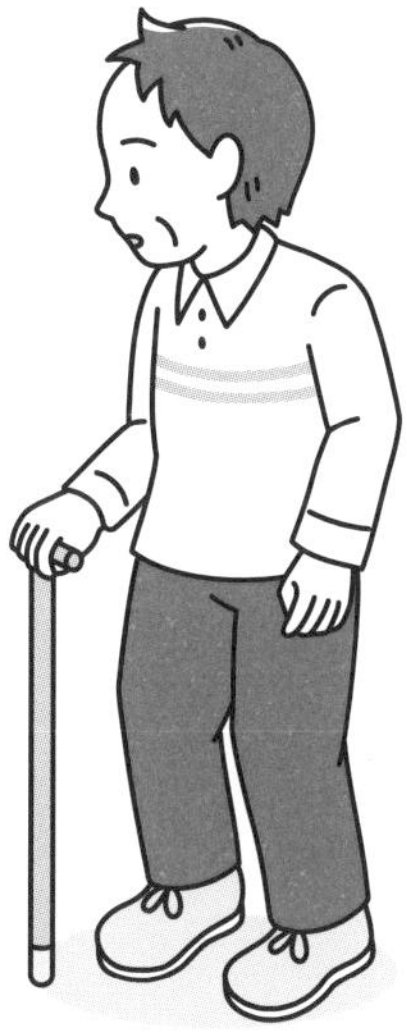

Aさんが趣味活動をしなくなったのも、認知障害によるもの。家族からは、様子が変わったと感じられることも

□ 12～14 排尿障害

12～14の項目は、水頭症の症状のひとつ、排尿障害を示したものです。水頭症の排尿障害は頻尿になり、がまんできなくなって失禁する人も少なくありません。歩行障害とともに排尿障害が現れたら、水頭症の可能性があります。

もしかして水頭症かも？と思ったら……

方法1　かかりつけ医で紹介状をもらい、脳神経外科へ

いちばん経済的な負担の少ない方法です。かかりつけ医に脳神経外科を受診したい旨を伝え、紹介状を書いてもらいます。紹介状をもらうのには健康保険が利用でき、3割負担なら自己負担額は750円です（別途再診料などがかかります)。事前に脳神経外科の予約を取り、紹介状を持って受診します。

方法2　直接脳神経外科へ

直接、脳神経外科を受診する方法もあります。ただし脳神経外科の多くは、複数の診療科を有するような大きな医療機関にあります。その場合、紹介状がないと初診料などに加え「選定療養費」として数千円かかります。受診前に医療機関に連絡し、予約をとりましょう。

★ 近くの専門医をみつけるには

高齢者の水頭症　iNPH.jp
https://inph.jp/
トップページの「病院を探す」をクリック
または
高齢者の水頭症コールセンター
電話　0120-279-465
受付時間　8：00 ～ 20：00（月曜～金曜）

▶近くに脳神経外科がない場合、左記のサイトから検索するか、コールセンターへ電話をかけてたずねることもできます。コールセンターでは、医療や介護の経験豊富なスタッフに相談することもできます。

1章

なぜ起こる？どうやって気づく？

水頭症は、認知症などにまちがわれやすい病気。正しい治療につなげるには、本人だけでなく周囲の人の気づきも重要です。ここでは水頭症の特徴や、似た病気との見分けかたを紹介します。

歩行障害、認知障害、排尿障害が三大症状

特発性正常圧水頭症（iNPH《アイエヌピーエイチ》、以下水頭症）とは、脳や脊髄《せきずい》を保護する水分である「髄液《ずいえき》（脳脊髄液）」がたまりすぎて、脳が圧迫される病気です（40ページ参照）。脳卒中などと異なり、ただちに命に危険が及ぶ病気ではありません。しかし、治療を受けなければ症状が悪化して寝たきりになり、ゆくゆくは寿命にも関わることがわかっています。

脳が圧迫されることによって、さまざまな症状が現れますが、大きく「歩行障害」「認知障害」「排尿障害」という3つに分けられます。最初に現れることが多いのは歩行障害で、次に認知障害や排尿障害が現れます。これらの症状を「三徴候（三徴《さんちょう》）」といいます。必ず3つが現れるというわけではなく、三徴候がそろう人は60％程度*といわれます。

水頭症は高齢の人に比較的多い病気ですが、どの症状も数ヵ月から数年かけて現れるため、加齢による自然な変化と非常によく似ています。本人も家族など周囲の人も「年のせいだ」と思い、水頭症に気づかないことも少なくありません。

水頭症は、脳神経外科の医師が専門で、ほかの診療科の医師では水頭症という病気があることすら知らないことも少なくありません。患者さんや家族が症状に気づいて受診しても、医師から「認知症だから治るのはむずかしい」「年だからしかたない」などと言われてしまい、治療をあきらめてしまうこともあります。

*日本正常圧水頭症学会編『特発性正常圧水頭症診療ガイドライン第3版』メディカルレビュー社、2020年

症状が現れる順番

水頭症の主な症状は３つです。３つの症状は同時ではなく、次のような順番で現れます。

1　歩行障害（26ページ参照）

小股・すり足・がに股で歩くようになり、転びやすくなる

2・3

認知障害（30ページ参照）

認知症に似た症状。意欲がなくなり、無関心になる。ボーッとする

2・3

排尿障害（34ページ参照）

頻繁にトイレに行きたくなり、間に合わなくなることもある

どちらかまたは両方現れる

認知障害と排尿障害は、両方現れる人もいれば、片方だけ現れる人もいる。両方現れる人も、どちらが先に現れるかは個人差がある

治療が遅れると、寝たきりのおそれも

歩行障害が進行すると、歩きかたが不安定になり、転倒しやすくなります。高齢になって転倒すると、骨折して寝たきりになる人も少なくありません。また、認知障害が現れると無気力になり、活動性が低下します。これらを放っておくと、筋肉がやせ衰えたり関節の動きが悪くなったりする「廃用症候群《はいようしょうこうぐん》」になって、いっそう活動しにくくなり、やはり寝たきりにつながります。

認知症とは異なり、水頭症は適切な治療を受けることで、症状の改善が期待できます。水頭症の治療の目的は、3つの症状を改善させてQOL（生活の質）を上げることです。症状が改善すれば、患者さんは日常生活をすごしやすくなるうえ、家族が常にそばで見守る必要がなくなり、介護の負担軽減にもなります。

治療対象の多くは、自分の足で歩ける人です。寝たきりの人も、水頭症が強く疑われる場合は、治療を受けられることがあります。ただし、重症の水頭症だった場合、それまでの生活の影響で脚などの筋肉が衰えがちなので、治療をうけたあとに長期間のリハビリが必要になります。また水頭症を患う期間が長いと、治療しても期待したほど改善しない、ということもあります。

QOLを向上させるためにも、早めに治療しておきたいところです。そのためには、いかに早く水頭症に気づいて、受診するかが重要になります。

放っておくと悪化を続ける

水頭症は、治療を受けないかぎり、症状が悪化を続けます。水頭症が重症になると寝たきりになり、長期的に寿命が短くなることもわかっています。

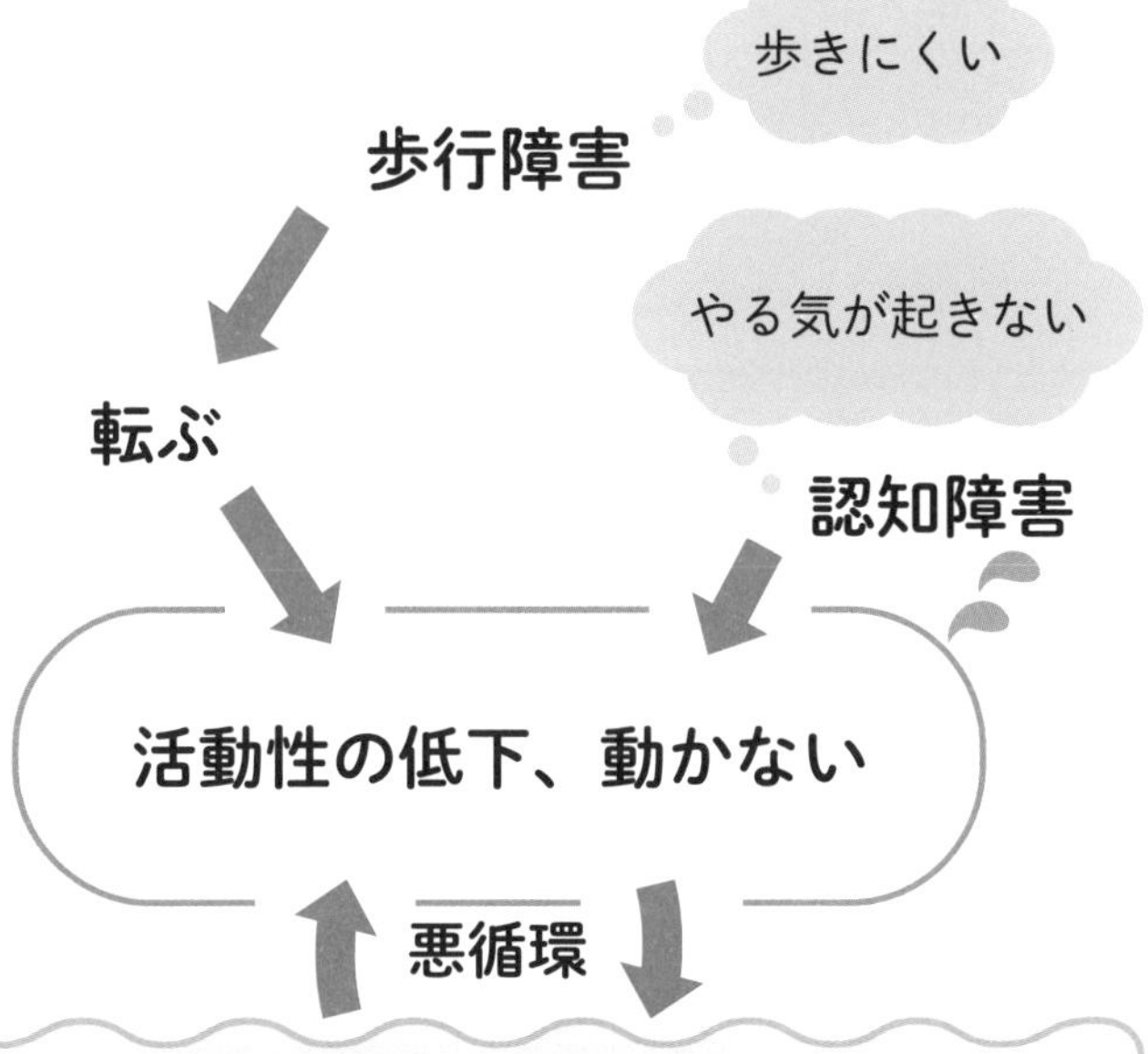

廃用症候群、寝たきりへ

廃用症候群とは、体を使わないために体の機能が衰えること。筋肉、骨、関節、心臓、肺などの呼吸器、胃腸などの消化器といった全身の機能が低下し、精神面にも影響が及ぶ。廃用症候群になると、ますます活動しにくくなり、機能もさらに低下するといった悪循環に陥りやすい

歩行障害は小股・すり足・がに股が特徴的

歩き方の特徴

▼健康な人

歩幅が広く、つま先が前を向いている

▼水頭症の人

歩幅が狭く、つま先が外を向いている

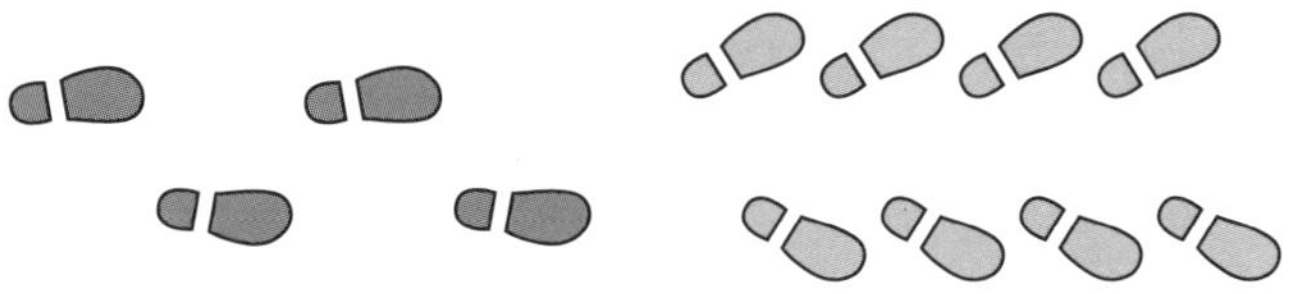

歩行障害は、水頭症では最も特徴的な症状です。次のような3つの大きな特徴が現れます。

▼**小股《こまた》歩き**……歩幅が狭くなり、よちよちとした小刻みの歩き方になります。

▼**すり足**……ひざが十分に上がらなくなり、足の裏を床にこするようにして歩きます。

▼**がに股**……開脚歩行といって、両足のつま先が、外へ少し開き気味になります。ひざが外に開いた状態、いわゆるがに股で歩くようになります。

こうした歩き方になるため、自然と歩く速度も低下し、ゆっくりとしか歩けなくなります。患者さんのなかには、横断歩道を青信号のうちに渡り切れなくなったという人が少な

バランスが悪くなる

とくに方向転換時は、体のバランスをとらなければいけない。水頭症があると、バランスがとれずに転ぶことも

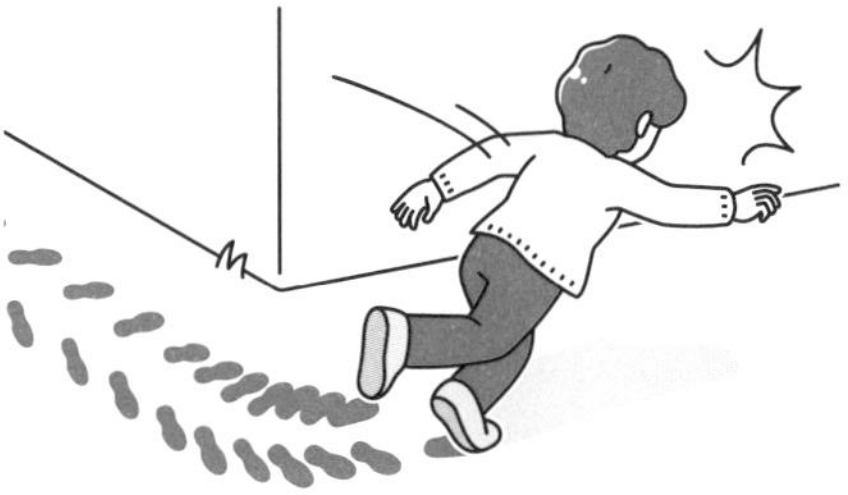

方向転換するときに、足踏みをするかのように小刻みに歩き、なかなか曲がれない

くありません。また、10分など長めに歩いたときにこれらが顕著になることもあります。

方向転換や歩き始めが苦手

歩き方の変化だけでなく、歩行が不安定になるのも特徴です。体のバランスがとりにくくなり、とくに歩き始めや方向転換が苦手になります。方向転換するときに、直進時よりもさらに小股で小刻みに歩く様子がよくみられます。座った状態からうまく立ち上がれなくなる人もいます。

歩行障害が悪化すると、立った姿勢を保てなくなる人もいます。「すくみ足」といって、1歩目の足が出せず、歩き始められないこともあります。すくみ足は、狭い場所を歩くときや方向転換するときにも起こります。反対に、歩行時にうまく立ち止まれず、転倒したりすることもあります。

転倒したら水頭症を疑おう

高齢になると、歩行がおぼつかなくなって、転びやすくなりがちです。60歳以上で転んだことのある人は、約10%でした。[*1] 一方、水頭症の患者さんで、転んだことのある人は80%近く、転倒して骨折したことのある人は約25%にも上ります。[*2] 水頭症の歩行障害が現れると、非常に転倒しやすくなるのです。

高齢で転倒を経験した人のなかには、水頭症が多く含まれるのではないかといわれています。歩行障害はゆるやかに現れるため、加齢にともなった歩き方のようにも見えます。しかし、高齢で転びやすくなった人が、実は水頭症だったということも少なくないのです。

歩行障害は、最初に現れやすい

歩行障害は、水頭症の症状のなかでも最もよくみられる症状です。歩行障害の出現頻度は94〜100%と、ほとんどすべての患者さんに現れることがわかっています。[*3]

症状が現れる順番も重要です。水頭症の一つひとつの症状は、ほかの病気でもみられることがありますが、症状が現れる順番に特徴があります。水頭症では、歩行障害が認知障害や排尿障害よりも先に現れることが多く、水頭症以外の病気と区別するときのポイントとなっています。歩行障害に続いて、認知障害や排尿障害が現れたら、水頭症を疑って受診してください。

*1　内閣府、高齢者の住宅と生活環境に関する意識調査結果、平成 22年度
*2　日本転倒予防学会誌、vol.1:37-42、2015年
*3　日本正常圧水頭症学会編『特発性正常圧水頭症診療ガイドライン第 3版』メディカルレビュー社、2020年

水頭症の転びかた

水頭症の患者さんの転びかたには、外出先で転倒する人が多いこと、また前方向に転倒する人が多いという特徴があります。

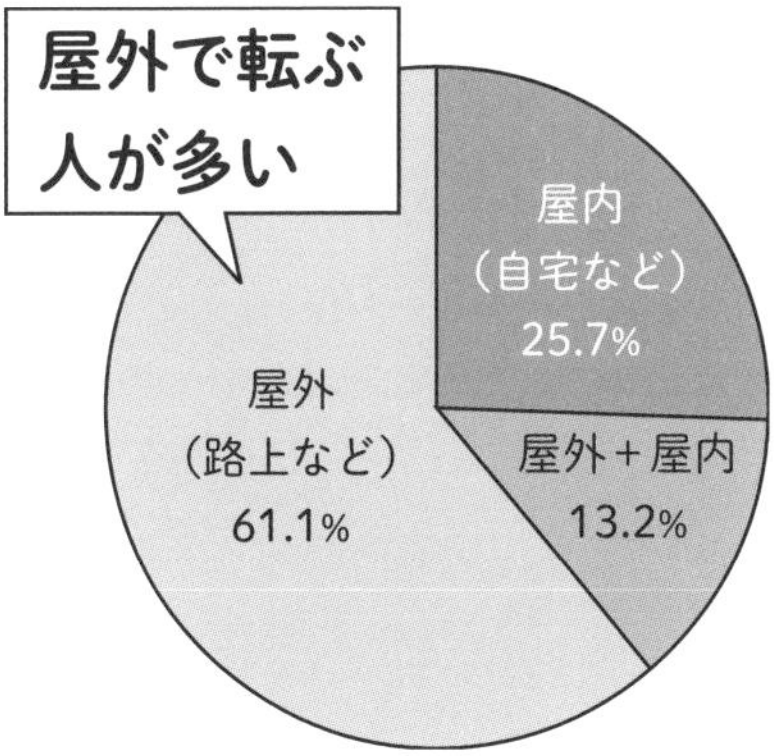

◀転倒場所

屋外での転倒が60％以上と、比較的活動的な生活をしている人が多い

転倒のしかた▶

前方への転倒が半数以上を占める。背骨や大ももの骨だけでなく、手や腕、ろっ骨などの骨折も多い

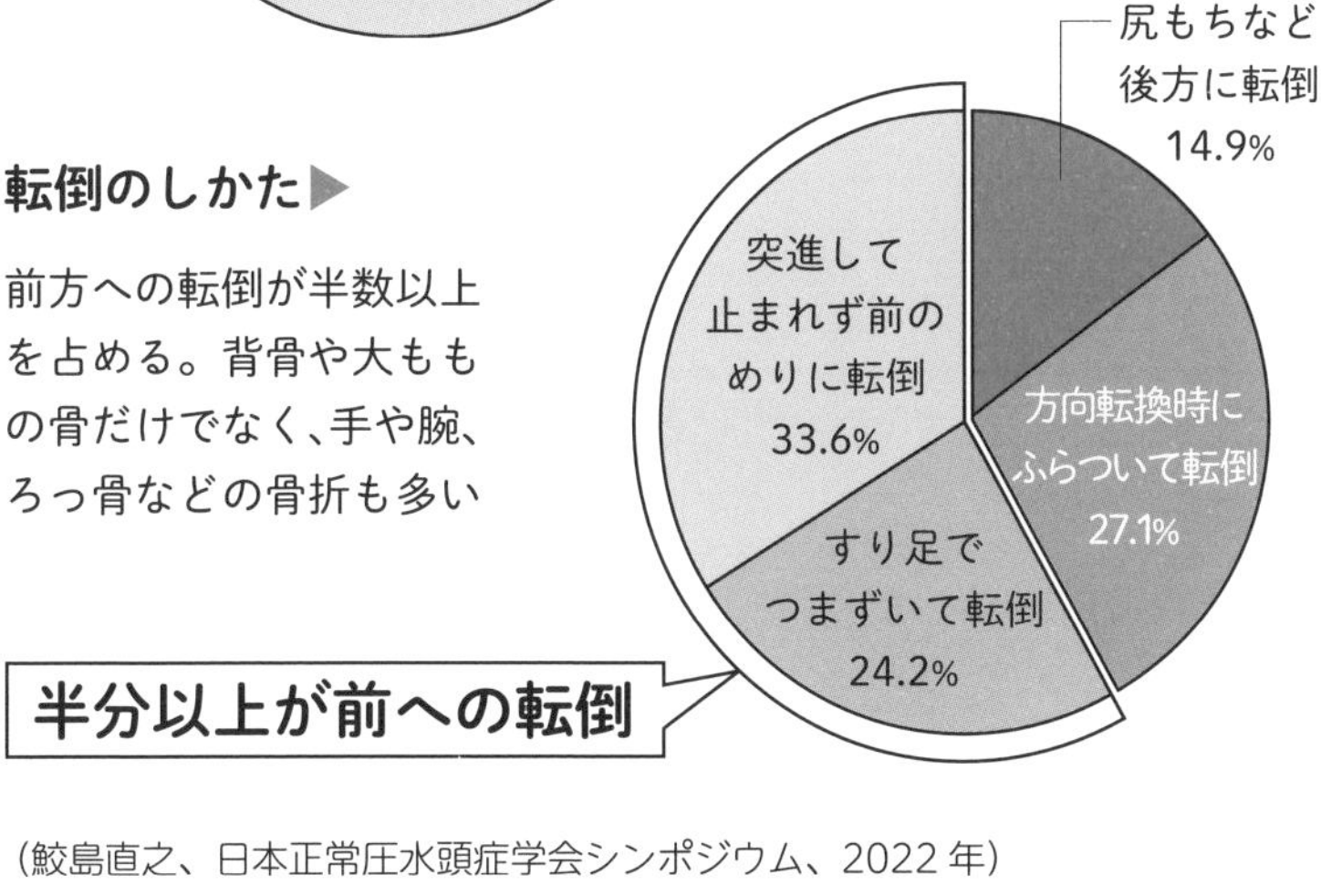

（鮫島直之、日本正常圧水頭症学会シンポジウム、2022年）

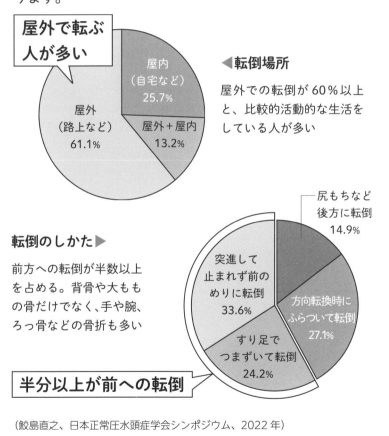

認知障害は無関心になり意欲が低下する

認知症や認知障害は、何らかの原因で認知機能が低下し、日常生活に支障をきたす状態です。認知機能とは、理解・判断・想像・記憶などをおこなう機能のことで、認知機能が低下すると、もの忘れが増えたり、感情のコントロールができず怒りっぽくなったりします。だれでも加齢によって多少は忘れっぽくなるものですが、認知症の場合、おこなったこと自体を忘れたり、そもそも忘れている自覚がなかったりします。

水頭症の認知障害では、もの忘れや怒りっぽさも現れますが、とくに目立つのは何かをしたいという意欲がなくなる様子、注意力や思考・行動がにぶくなる様子です。具体的には、次のような様子がよく見られます。

意欲や自発性の低下……趣味の活動など、好きなことに興味を示さなくなります。ガーデニングが趣味だった人が花を枯れさせるようになった、新聞を欠かさずチェックしていた人が新聞をまったく読まなくなった、などの例があります。

注意力、集中力の低下……呼びかけに対する反応がにぶくなります。呼びかけても、返答に時間がかかったり、返答の声が小さくなったりします。

無関心になる……活力がなくなり、一日中ボーっとするようになります。目がぼんやりとして、表情が乏しくなります。

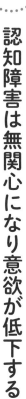

認知症と水頭症の違い

認知症と水頭症の認知障害は、症状がよく似ていて、専門医でなければ区別がむずかしい場合もあります。

発症後に現れやすい認知障害の症状

認知症で最も多いのはアルツハイマー型認知症。アルツハイマー型認知症と水頭症の認知障害では、発症してすぐのころは特徴的な症状が異なる。専門医は、認知障害を起こす病気の細かな差異を見分けて診断の材料としている

アルツハイマー型認知症	水頭症
▼新しいことを覚えられない、もの忘れが著しい	▼呼びかけに対する反応がにぶい
▼食事の準備や買い物を失敗する	▼自発性が低下する（趣味活動の低下）
▼日時がわからなくなる	▼適切な言葉が出てこない
▼物をしまったことを忘れ、盗まれたと思い込む	▼周囲に無関心になる
悪化すると歩行能力が低下し、小股歩行なども現れる	悪化すると、アルツハイマー型認知症のように全般的な認知障害になる

認知障害が進行すると……

認知障害は、水頭症の症状のなかで2番目に多い症状で、患者さんの78～98％にみられます*。水頭症を治療することで認知障害が改善するため、よく「治る認知症」と呼ばれています。

しかし水頭症の治療を受けなければ、ほかの症状と同じく、認知障害も悪化を続けます。水頭症の悪化とともに認知障害が進行すると、アルツハイマー型認知症などと同じように、日時や場所の感覚や人の記憶が失われたりしていきます。そうなると、水頭症なのか認知症なのか、症状からは見分けがつきにくくなり、くわしい検査が必要です。

また認知障害が重度になると、水頭症の治療を受けても認知機能が改善しにくくなります。治療前に言葉や視覚の障害がみられる人や食事の準備や買い物ができなくなった人は、治療後も認知障害が完全には消失しにくいことがわかっています。一方、水頭症になってから、できるだけ早く治療を受けることで、認知障害が改善する可能性が高まります。早めに「水頭症ではないか？」と気づくことが重要です。

認知症を伴うほかの病気と水頭症の大きな違いは、認知障害（認知症）の前に特徴的な歩行障害が現れることです。アルツハイマー型認知症の歩行障害は、一般的に認知症が重度にならないと現れません。転倒しやすくなってから、30ページのような特徴をもつ認知症が現れたら、水頭症の可能性も考え、脳神経外科を受診しましょう。

*日本正常圧水頭症学会編『特発性正常圧水頭症診療ガイドライン第3版』メディカルレビュー社、2020年

水頭症で障害される脳の部位

水頭症では、脳の前側にある「前頭葉《ぜんとうよう》」が髄液《ずいえき》によって圧迫されて、三徴候（22ページ参照）が現れるとみられます。

▼左から見た大脳

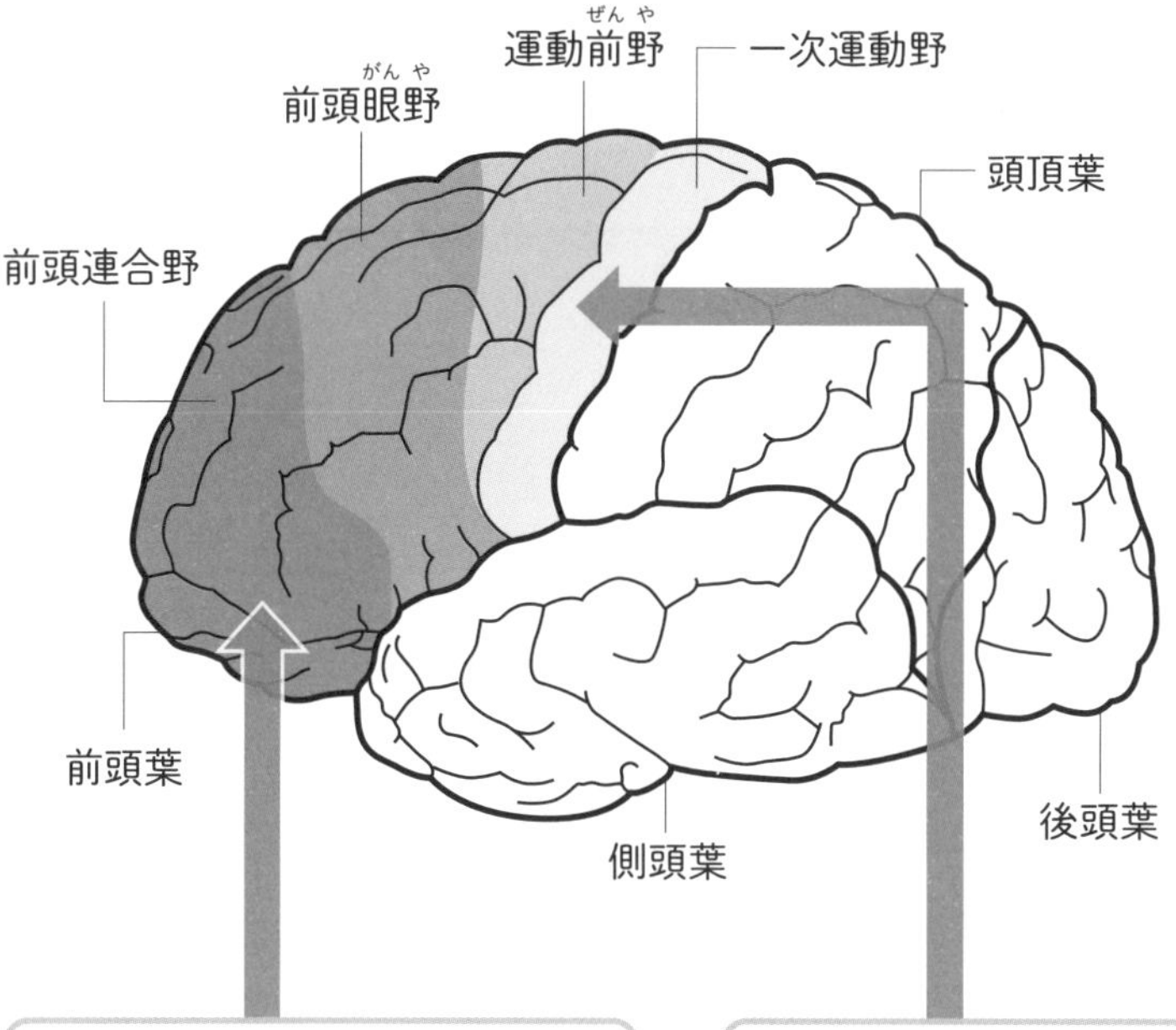

前頭葉には、判断・思考・計画などの精神活動をおこなう部位（前頭連合野）や、排尿を司る部位（排尿中枢）がある

前頭葉の頭頂部に近い部分には、足などの運動を司る部分がある（運動野）

排尿障害はトイレが近くなり間に合わなくなる

排尿障害にもさまざまな症状がありますが、水頭症の患者さんは膀胱《ぼうこう》に尿をあまりためていられなくなります。具体的には次のような特徴が現れます。

頻尿……トイレが非常に近くなり、夜中でもトイレのために何度も起きてしまいます。成人がトイレへ行く回数は、起きているあいだは5～7回、寝ているあいだはほとんど行かないのが一般的です。しかし、起きているときに8回以上トイレへ行ったり、夜中でもトイレに行きたくなったりする場合は頻尿と判断されます。

尿意切迫《にょういせっぱく》……強烈な尿意を急に感じ、トイレをがまんできる時間が非常に短くなります。これらを「尿意切迫（感）」といいます。いったん尿意を感じると、数十分もがまんできない状態になります。進行すると、尿意を感じてから数分もがまんできなくなり、排尿の準備が整うまでもたなくなってしまいます。

尿失禁……水頭症では、排尿障害は歩行障害に続いて現れます。そのため、トイレに行きたいと感じてからトイレに向かっても、ゆっくりとしか歩けず、尿意切迫のためにトイレにたどり着く前に漏らしてしまうこともあります。

水頭症の場合、頻繁にトイレへ行くものの、排尿時の勢いがなくチョロチョロとしか出なかったり、排尿しきれず尿が残っている感じがすることもあります。排尿障害が悪化す

非常にわずらわしい症状

頻繁にトイレに行きたくなり、がまんできる時間も短くなる。頻尿のため、外出もままならなくなることもある

恥ずかしさから、医師に尿失禁について伝えられない人も少なくない

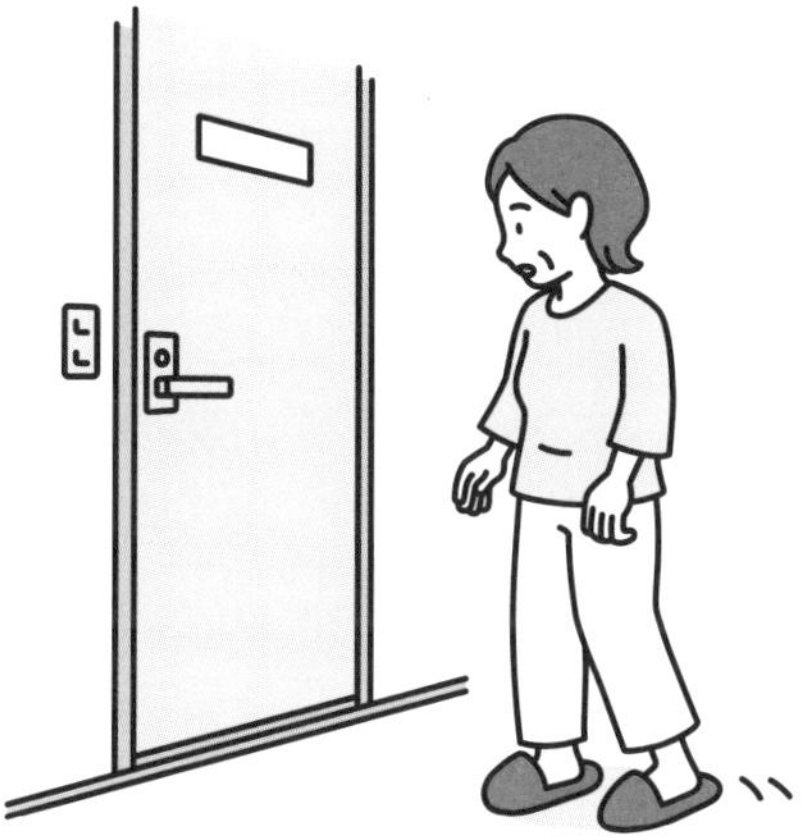

ると、本人が尿意を訴える前に失禁することもあり、家族には尿意が消えたように見えることもあります。

本人と家族が最も困る症状

排尿障害は、患者さんの60〜92％と三徴候（22ページ参照）では最も少ないですが、排尿障害があると尿漏れは約90％、尿失禁は約75％の人が経験しています*。

患者さん本人にとっては、尿漏れの症状は恥ずかしさもあって申し出にくい症状であるうえ、夜間に何度もトイレに起きなければならず、失禁のおそれもあって、最もわずらわしい症状です。そのため排尿障害は、改善すると本人や家族に非常に喜ばれる症状でもあります。

*日本正常圧水頭症学会編『特発性正常圧水頭症診療ガイドライン第3版』メディカルレビュー社、2020年

脳の命令で膀胱の活動が活発になる

膀胱には「蓄尿《ちくにょう》する（尿をためる）」機能と「排尿する」機能があり、尿がたまると尿意を起こして脳に知らせます。脳は準備が整うまで、排尿を抑える指令を膀胱に出します。トイレで尿を出す準備ができたら、脳が排尿の指令を出し、膀胱を収縮させ排尿させます。

水頭症の排尿障害は、専門的な言葉では「過活動膀胱《かかつどう》」といいます。水頭症が起こると、脳の膀胱の機能を司る部位が圧迫され、排尿を抑えにくくなります。すると、膀胱の活動を抑えられず、少し貯まっただけで強い尿意が起こり、準備ができていなくても膀胱が勝手に収縮して排尿しようとするのです。

個人差はありますが、成人では一般的に350～500mLほど尿を貯められ、250～300mLほど貯まると尿意をもよおします。しかし水頭症の患者さんでは、約200mLと、非常に少ない量しか貯められません。なかには、100mL程度たまっただけで尿意をもよおし、がまんできず失禁してしまう人もいます。

排尿障害は、最初は頻尿や尿意切迫だけですが、進行すると歩行障害も悪化するため、たびたび失禁するようになります。

幸い排尿障害は、水頭症の治療によって比較的改善しやすい症状です。歩行障害とともに、夜中に何度もトイレに起きたり失禁したりするようになったら、水頭症の可能性が非常に高いので、受診するようにしましょう。

過活動膀胱のしくみ

膀胱の働きは、脳の大脳（前頭葉）と橋《きょう》という部分でコントロールされ、脊髄を通して指令が伝えられます。

▼健康な人

まだ出さないで

前頭葉は排尿を抑えるように働き、橋は排尿を促すように働く

↓

出さないよ

↓

ためておくよ

脳の指令で、水道の栓を締めるように括約筋《かつやくきん》が収縮し、膀胱に尿をためる

↓

収縮する

↓

尿をためる

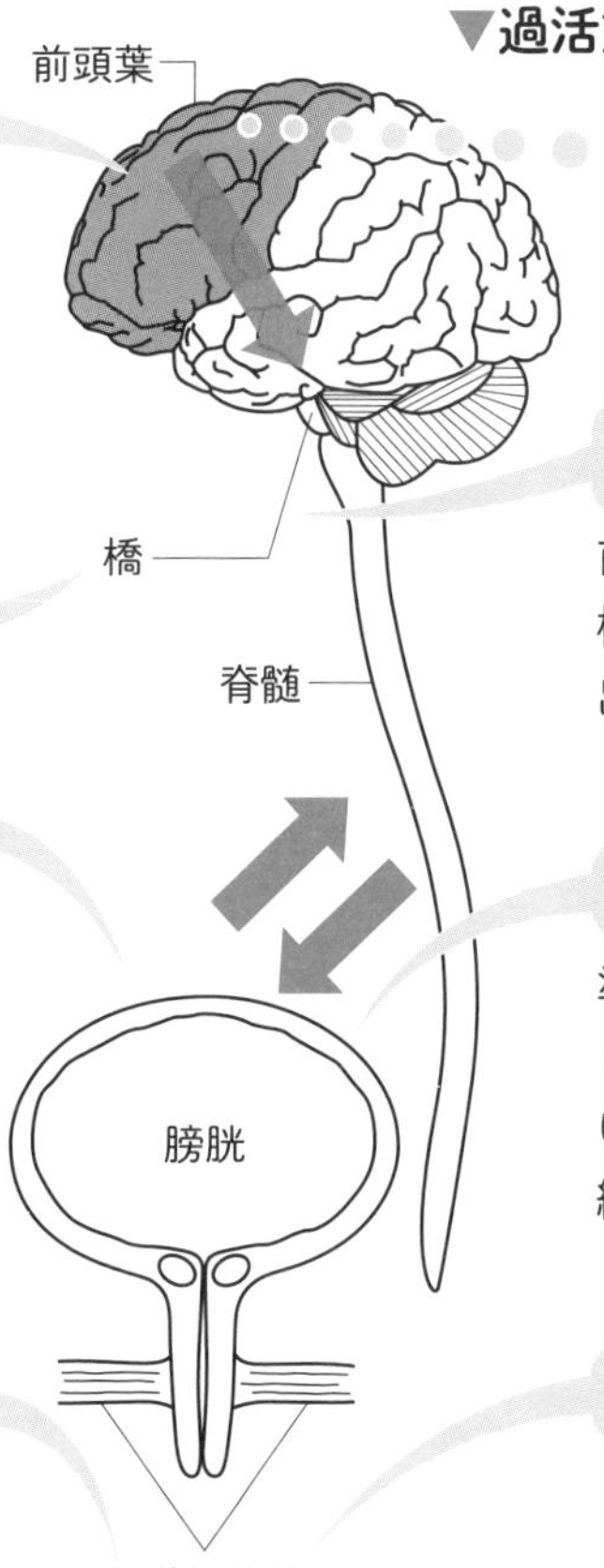

▼過活動膀胱になると

働かない

↓

尿を出して

前頭葉が働かず、橋が排尿の指令を出す

↓

尿を出すよ

準備ができていなくても、括約筋がゆるみ、膀胱が収縮して排尿する

↓

ゆるむ

↓

排尿する

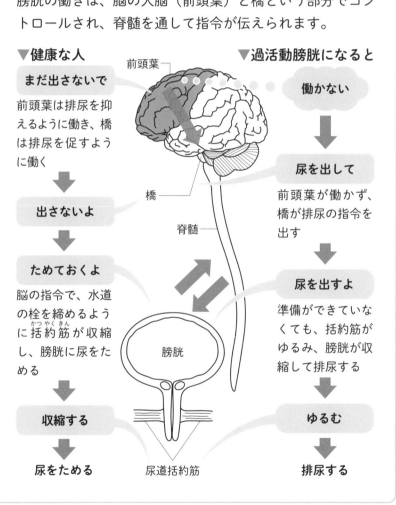

水頭症の原因は髄液が増えすぎること

脳は頭蓋骨《ずがいこつ》の中にあり、さらに外側から順に「硬膜《こうまく》」「くも膜」「軟膜《なんまく》」という三層の膜で覆われています。硬膜は頭蓋骨に密着した硬く分厚い膜で、軟膜は脳の表面に密着した非常に薄い膜です。軟膜とくも膜のあいだにはわずかなすき間があり、「くも膜下腔《かくう》」と呼ばれています。

髄液は脳と脊髄を守るクッション

髄液は、正式には「脳脊髄液《のうせきずいえき》」といい、略して髄液と呼ばれます。くも膜下腔を満たしている液体で、脳と脊髄は髄液のなかで浮いている状態です。脳と脊髄は、髄液によって潤されるとともに、クッションのように衝撃から守られているのです。

髄液は、全身でも120～150mL程度しかありません。常に循環していて、脳の内部にある「脳室」という部分で毎日新しく500mL程度分泌され、脳室から出て脳と脊髄を満たし、不要な分が毛細血管やリンパ管などへと吸収されていると推定されてます。人体に欠かせない水分であり、多すぎても少なすぎても不調が現れます。

実は、髄液の循環や働きについて、すべてが解明できているわけではありません。今後の研究によって、新たなしくみや役割が発見されるかもしれません。

髄液のしくみ

髄液は、絶えず産生され、脳と脊髄を満たしたあと、吸収されています。

▼髄液の産生と循環（イメージ図）

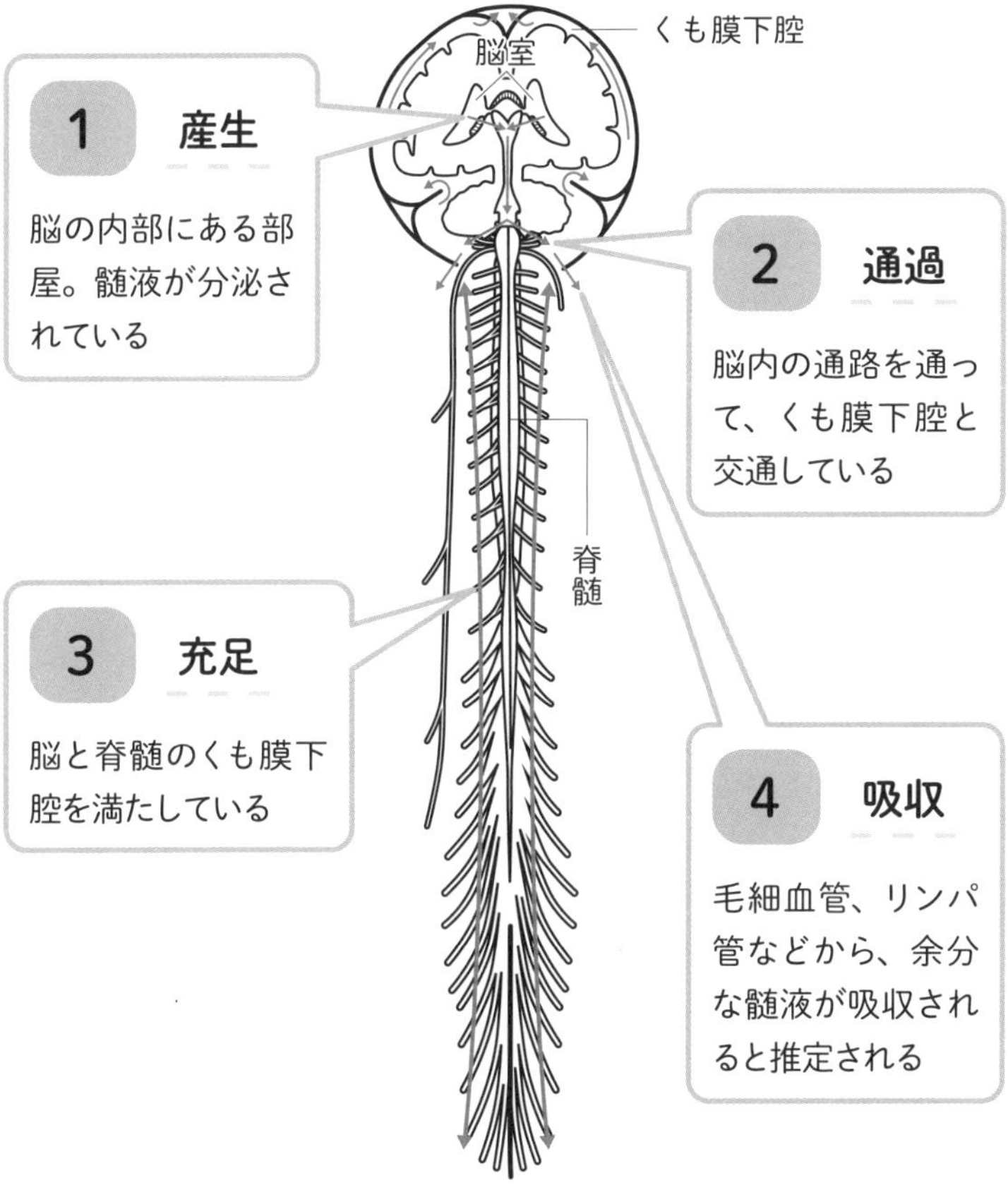
くも膜下腔
脳室
脊髄
1 産生
脳の内部にある部屋。髄液が分泌されている
2 通過
脳内の通路を通って、くも膜下腔と交通している
3 充足
脳と脊髄のくも膜下腔を満たしている
4 吸収
毛細血管、リンパ管などから、余分な髄液が吸収されると推定される

髄液が増えすぎて脳がふくらむ

髄液は毎日つくられるものですから、髄液の流れや吸収が悪くなると、髄液が増加して水風船のように脳が徐々にふくらんでしまいます。この状態が水頭症です。まれですが、髄液の産生量が著しく増加することで起こる水頭症もあります。原因は次のようにさまざまな病気があります。

1 **流れを悪くする原因**……生まれつきのもの、脳腫瘍《しゅよう》、脳出血など（42ページ参照）

2 **吸収を悪くする原因**……くも膜下出血、髄膜炎《ずいまくえん》など（44ページ参照）

3 **産生が増加する原因**……脳室内の良性腫瘍など

脳出血やくも膜下出血は、脳卒中のひとつです。出血によって髄液の経路がふさがれたり、吸収が悪くなったりします。

しかし、本書で主に解説している「特発性正常圧水頭症」は、これらの病気のないものをいいます。お年寄りに多いため、おそらく加齢による影響で髄液の吸収が悪くなるのではないかと考えられています。

成人の脳は頭蓋骨という硬い部屋で覆われていますから、ふくらんでも水風船ほど大きくなることができず、圧迫されてしまいます。脳が圧迫されることで、さまざまな症状が現れるとみられています。髄液の産生は止めることができませんから、治療を受けないかぎり脳の圧迫が強まり、それとともに症状が悪化し続けることになります。

水頭症のしくみ

髄液が、頭蓋骨の中で増えすぎた状態が水頭症です。髄液が増えすぎる原因は３つあります。

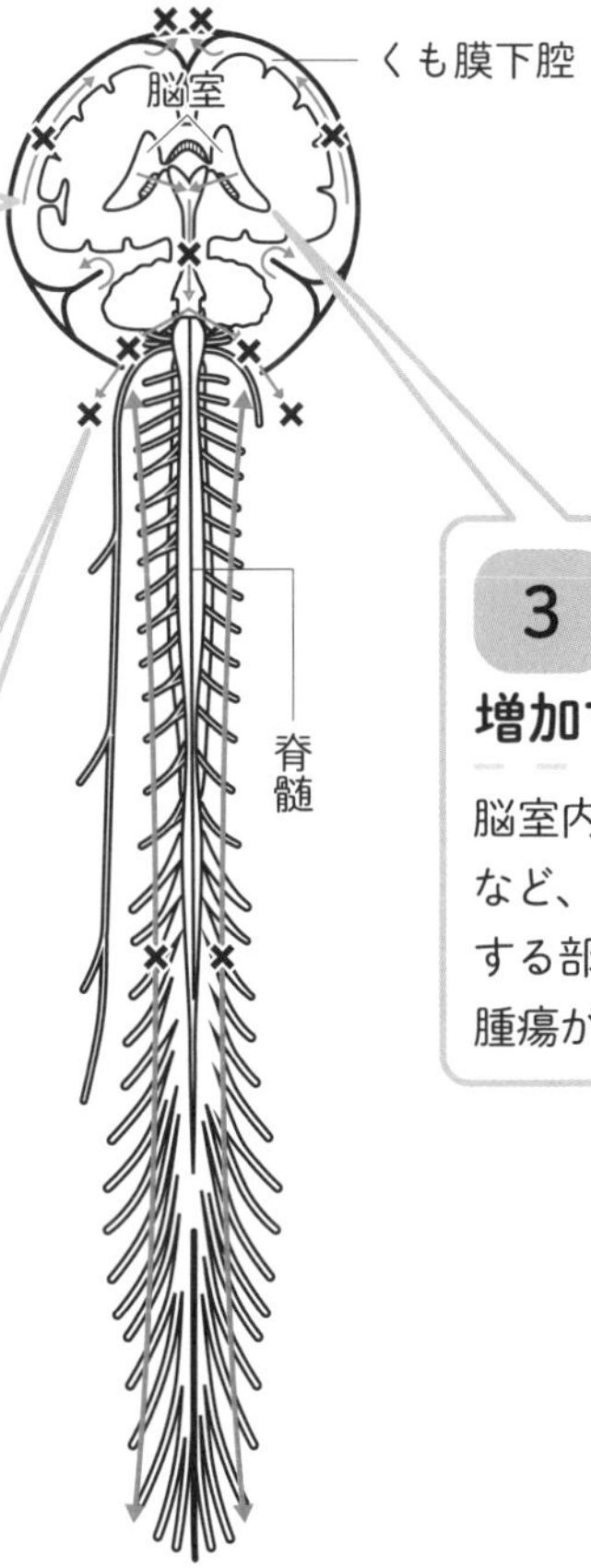

1 流れが悪くなる

腫瘍や出血によって、髄液の通路がふさがる

2 吸収が悪くなる

毛細血管やリンパ管から吸収されにくくなる

3 産生が増加する

脳室内の良性腫瘍など、髄液を産生する部位に特殊な腫瘍ができる

水頭症には複数のタイプがある

水頭症の主なタイプ

非交通性水頭症

- 乳幼児水頭症
- その他の閉塞《へいそく》性水頭症（脳腫瘍《しゅよう》、脳出血など）

交通性水頭症　（44 ページ参照）

- 特発性正常圧水頭症
- 続発性正常圧水頭症（くも膜下出血後など）
- その他の水頭症（髄液の産生過剰など）

水頭症は、本書の「特発性正常圧水頭症」以外にもあります。髄液《ずいえき》の流れが悪くなるのか、吸収が悪くなるのかで、タイプが大きく分かれます。どのタイプでも主な治療法は同じですが、症状が異なります。

非交通性水頭症――流れが悪いタイプ

脳室内や脳室からくも膜下腔《かくう》への経路のどこかで、髄液の流れが悪くなっているタイプです。非交通性水頭症は、赤ちゃんや乳幼児に多く起こります。主な原因は、髄液の流れが生まれつき悪いことです。

赤ちゃんのときに発症すると、頭蓋骨《ずがいこつ》が完全にくっついていないため、脳室の拡大とともに頭が大きくなります。赤ちゃんの頭蓋骨には「大泉門《だいせんもん》」というすき間があり、

流れが悪くなる水頭症

髄液の通路がふさがって、頭蓋骨内部の圧力が高まる。下記の症状が起こり、急速に悪化することもある

頭痛

吐き気、嘔吐

視力障害　　**意識障害**　など

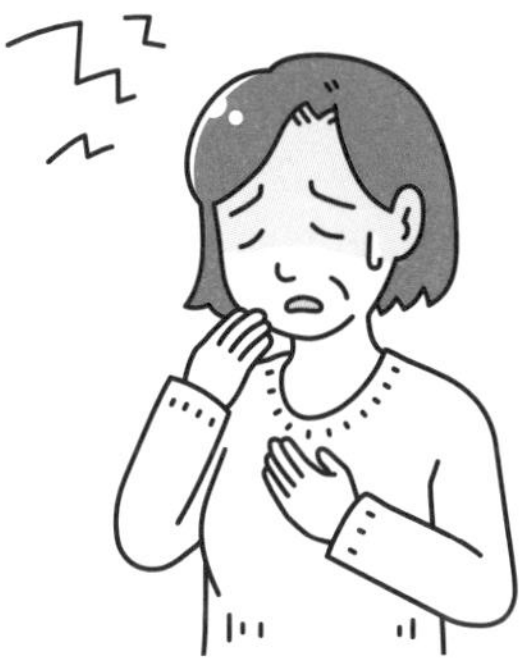

通常はへこんでいますが、水頭症が起こるとふくらんできます。頭の皮膚が引き延ばされ、血管が浮き出たようになります。母乳やミルクを飲めなくなり、吐いてしまいます。

大人で発症した場合は、脳出血や脳腫瘍などの病気も原因になることがあります。乳幼児期以降、頭蓋骨が完全にくっついてから発症すると、頭蓋骨内部の圧力が上昇して頭痛や嘔吐《おうと》といった症状が現れます。比較的早く状態が悪化し、放っておくと意識障害を起こして倒れてしまいます。

乳幼児で発症しても、適切な治療を受けることで、知能が正常に発達することが期待できます。大人では、原因となる病気により、予後《よご》はさまざまです。

交通性水頭症——吸収が悪いタイプ

脳室やくも膜下腔を巡る髄液の通路には障害がなく、吸収が悪くなっているタイプです。非交通性水頭症は子どもに多い〝子どもの水頭症〟、交通性水頭症は大人に多い〝大人の水頭症〟といえます。さらに交通性水頭症は、「特発性正常圧水頭症」と「続発性（二次性）正常圧水頭症」という2つに分けられます。

●特発性正常圧水頭症（iNPH《アイエヌピーエイチ》）……原因となる病気がないのに、水頭症が現れます。「特発性」という言葉は、原因がわからないことを意味しています。発症の原因や条件は明らかになっていませんが、お年寄りが多く発症するため、唯一、加齢は明らかに発症に関係していることがわかっています。

●続発性正常圧水頭症（sNPH《エスエヌピーエイチ》）……「続発性」の文字どおり、特定の病気のあとに続いて現れる水頭症です。原因となる病気はくも膜下出血が多く、ほかにも頭のケガ（頭部外傷《がいしょう》）や髄膜炎《ずいまくえん》などでも起こります。続発性正常圧水頭症が起こる場合、たとえばくも膜下出血なら、早ければ発症から3～8週間後に水頭症の症状が現れます。原因となる病気のあと、定期的に診察を受けることで早期に発見できます。

非交通性水頭症では脳圧が上昇して頭痛や嘔吐などの症状が現れます。しかしこのタイプでは、三徴候である歩行障害などがゆっくりと現れますが、「正常圧」という名前のとおり脳圧《のうあつ》（髄液圧《ずいえきあつ》）は正常なので、頭痛などはほとんど現れません。

続発性正常圧水頭症のしくみ

続発性正常圧水頭症は、特定の病気のあと、髄液の吸収が悪くなるために発症します。

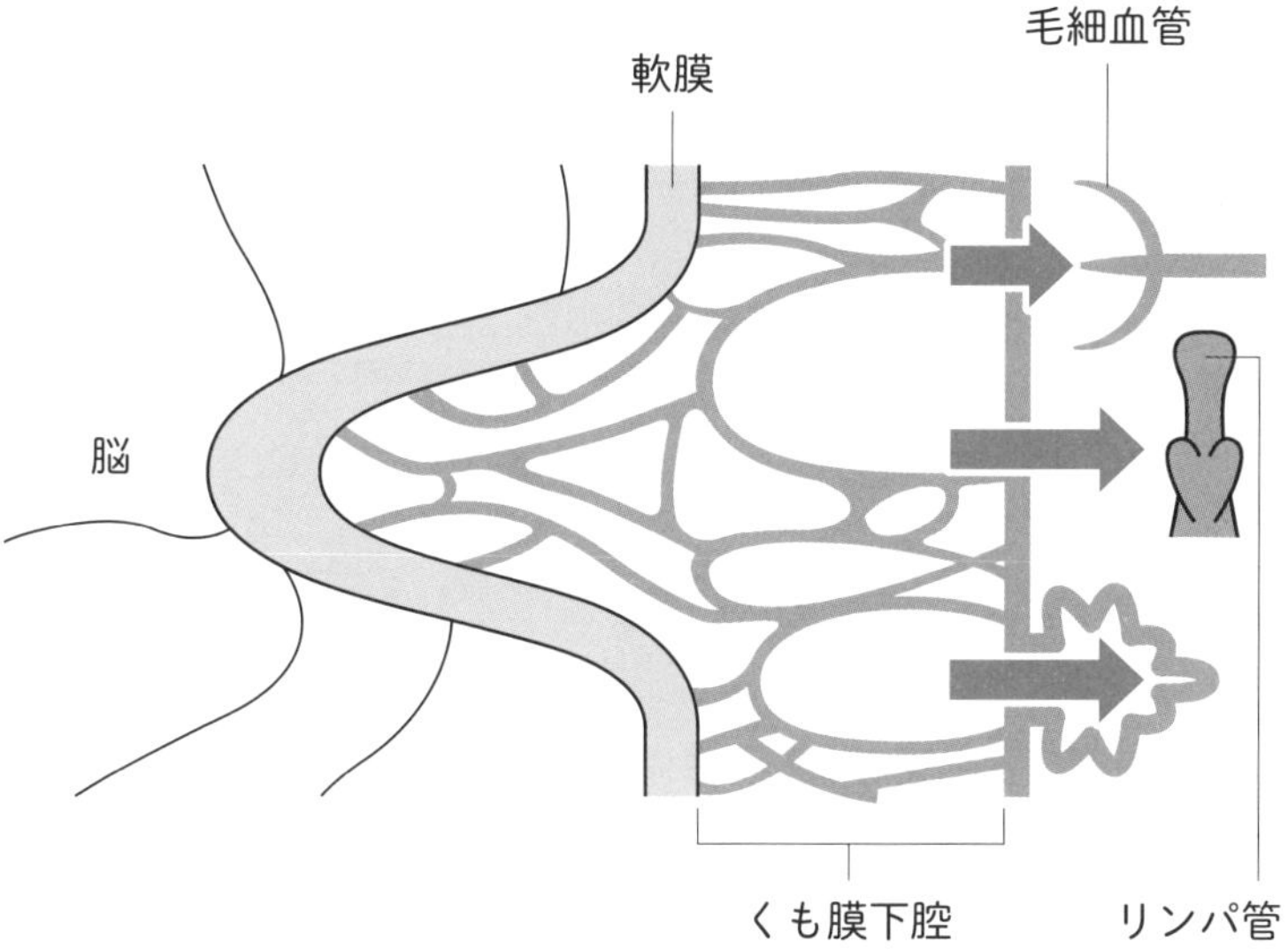

くも膜下出血や髄膜炎のあと、くも膜と周囲の組織がくっついたり、髄液に血液などが混じったりして、髄液が吸収されにくくなる

→

ゆるやかに髄液が増える

↓

水頭症

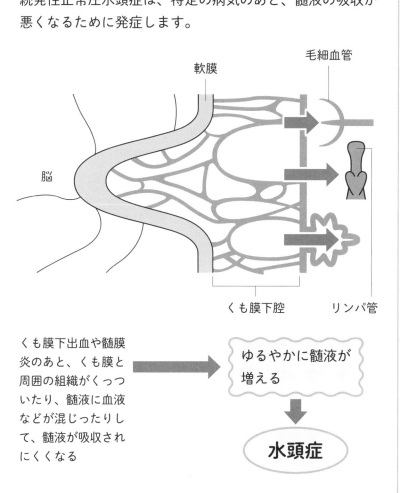

特発性正常圧水頭症はお年寄りに多い

特発性正常圧水頭症（以下、水頭症）は、お年寄りに多い病気です。診断基準にも60歳以上と明記されていて、とくに70歳代後半から80歳代前半の人が多く発症します。

水頭症の発症率（罹患率《りかんりつ》）は、10万人あたり年間約120人と推計されています。一方、水頭症で医療機関を受診する人は、65歳以上の高齢者のなかでも10万人あたり年間30～60人程度しかいません。つまり水頭症の患者さんは、4分の1から半分程度しか受診していないということになります。

水頭症の歩行障害はパーキンソン病に、認知障害は認知症に似ているため、パーキンソン病や認知症と診断されている人も少なくありません。認知症患者さんの約5％、約37万人が水頭症の患者さんだと推定されています。一方、厚生労働省の患者調査（平成29年）での総患者数は、アルツハイマー型認知症が56万2０００人、パーキンソン病が16万2０００人でした。

残念ながら水頭症は、認知症やパーキンソン病などと比べて、あまり一般的に知られている病気ではありません。しかも、症状が数年かけてゆっくりと現れるため、周囲の人も「年だから……」とあきらめがちです。しかし違いを知り、水頭症ではないかと疑うことが重要です。

年齢による発症率

水頭症も認知症もパーキンソン病も、お年寄りに多い病気です。認知症などのなかに水頭症が隠れている可能性も。

▼水頭症の年齢別患者数と転倒率

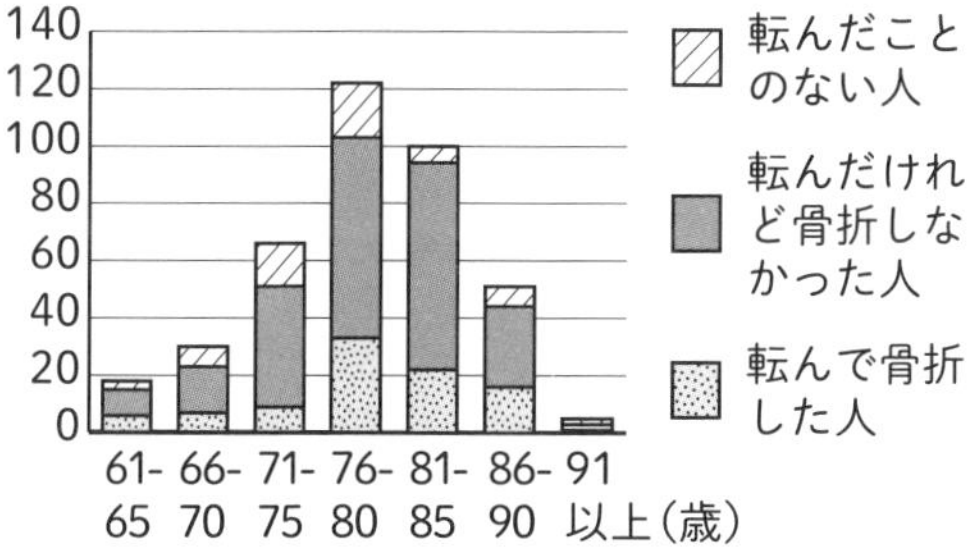

水頭症の患者さんは、70歳代後半から80歳代前半が多い。また、転倒の経験がある人が非常に多く、骨折した人もいる

（鮫島直之、日本正常圧水頭症学会シンポジウム、2022年）

▼認知症の原因と割合

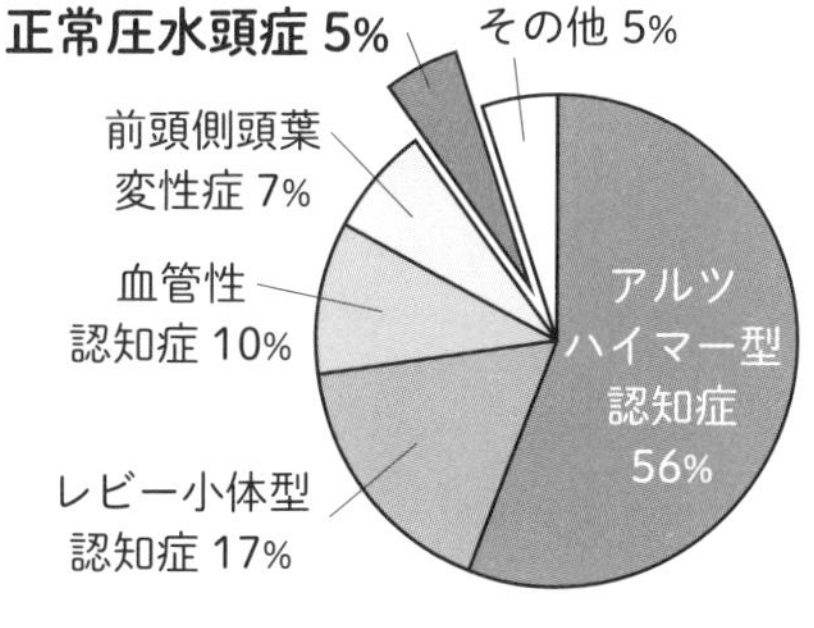

認知症を発症した原因の5%が水頭症。認知症と診断された人のなかに、水頭症だった人がいるかもしれない

（熊本大学精神神経科専門外来調査、認知症の原因疾患、診療実態、2009年）

パーキンソン病の歩行障害

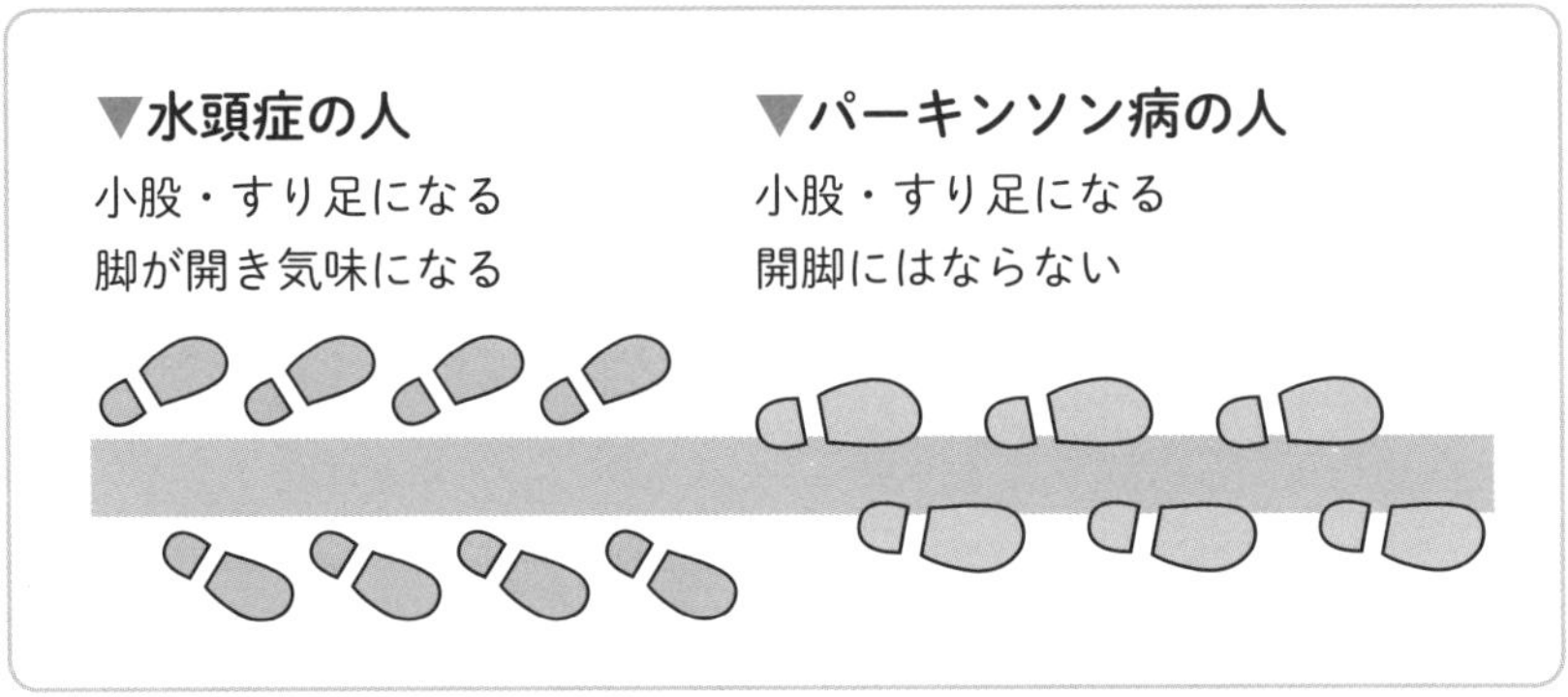
▼水頭症の人
小股・すり足になる
脚が開き気味になる
▼パーキンソン病の人
小股・すり足になる
開脚にはならない

パーキンソン病との違い

パーキンソン病は、脳の指令を伝える物質が減る病気で、50歳以上の人に多くみられます。この病気も、発症の原因はわかっていません。

パーキンソン病になると、脳が体の運動機能を必要以上に抑えてしまうため、スムーズな動きができなくなります。主な症状は次のとおりで、パーキンソン病に特徴的な症状なので、「パーキソニズム（パーキンソン症状）」と呼ばれます。

- **動作の緩慢さ**……動作が全体的にゆっくりで、とくに動作の開始が遅れる
- **静止時の手のふるえ**……ゆっくりとふるえる。動作を開始するとふるえなくなる
- **体のこわばり**……筋肉が緊張し、他人が手足などを動かすときにも力をうまく抜けない
- **姿勢反射障害**……引っ張られるとバランスを取れず転びやすい

パーキンソン病の症状の順番

静止時の手のふるえ		歩行障害など
片側の手に現れ、同じ側の足、反対側の手……という順で進むことが多い	→	手のふるえが現れたあとに、歩行障害や体のふるえなどが現れる。先に歩行障害が現れることはない

動作の緩慢さによって起こる歩行障害が、水頭症に非常によく似ています。パーキンソン病でも小股歩きとすり足になり、姿勢のバランスが悪くなって転びやすくなります。最初の一歩が出しにくくなったり（すくみ足）、逆に止まるべきところで立ち止まれなかったりすることもあります。

水頭症と異なる点は、やはり症状の現れる順番です。パーキンソン病を発症すると、まず手のふるえが現れます。歩行障害や転びやすさは、パーキンソン病の発症から数年後に起こる症状で、最初から起こるものではありません。

パーキンソン病も転びやすく、寝たきりの危険が高まりやすい病気で、進行すると認知症が現れることもあります。しかし薬物療法が可能で、適切な治療を受けることで、日常生活が安全で楽にすごせるようになります。パーキンソン病かどうかは画像検査などで区別できます。

認知症との違い

認知症を起こす病気も複数ありますが、最も多いのはアルツハイマー型認知症で、認知症の約60%を占めます。ほかに、血管性認知症やレビー小体型認知症などもあります。

アルツハイマー型認知症……記憶障害が著しい認知症です。まず新しいことが覚えられなかったり、日時や場所がわからなくなったりする症状が現れます。周囲に無関心になるなど、意欲も低下します。病状がかなり進むと、小股歩行などの歩行障害が現れます。

血管性認知症……脳卒中にともなって発症し、脳卒中の再発にともなって段階的に悪化する認知症です。脳に障害が起こる部位によって症状が異なり、水頭症のような歩行障害や尿失禁などが起こることもあります。

レビー小体型認知症……非常に具体的、かつ鮮明な幻視《げんし》をみるのが特徴的な認知症です。パーキンソン病のような歩行障害（小股・すり足歩行）も起こり、パーキンソン病との関連が強いと考えられています。

このなかで、水頭症と最も似ているのはアルツハイマー型認知症で、水頭症の患者さんがアルツハイマー型認知症と診断されているケースは多いと考えられています。パーキンソン病や認知症は、画像検査などで脳の血流を調べたりして診断されます（79ページ参照）。また水頭症とアルツハイマー型認知症は、髄液を調べることで区別できるようになりました。病院を受診して検査を受けることが重要です。

主な認知症と水頭症の違い

下記の3つが、認知症の約80%を占めています。特徴的な症状や現れる順番が、それぞれ異なります。

病名	アルツハイマー型認知症	血管性認知症	レビー小体型認知症	特発性正常圧水頭症
特徴的な症状	記憶障害、日時や場所がわからなくなる、無関心など	病変の位置により異なる（歩行障害、尿失禁など）	非常に具体的な幻視、パーキンソニズム（歩行障害）	歩行障害、認知障害、排尿障害
経過	徐々に進行	段階的に進行	徐々に進行	徐々に進行
先行する病気	とくになし	脳卒中、高血圧、糖尿病、心臓病など	とくになし	とくになし
画像検査	血流や代謝の低下など	出血や血管が詰まった箇所がある	血流や代謝の低下など	脳室の拡大など（68ページ参照）

Column

髄液は体内で最も清潔な水

人間の体内では、消化液や血液などさまざまな液体が分泌されていますが、なかでも最も清潔なのが髄液《ずいえき》です。髄液は、健康な人では無色透明で、とろみがなくサラッとした、水とほぼ同じような見た目をしています。たんぱくや糖、血液の成分などをごく少量含みますが、99％が水分でできています。

病気になると、髄液の色や成分が変化します。髄膜炎《ずいまくえん》などが起こると、血液の成分のひとつである白血球が増加して白く濁ったり、たんぱくが増加して黄色くなったりし、くも膜下出血などが起こると赤くなります。健康なときは無菌で非常に清潔ですが、病気のときに顕微鏡で見ると、菌がいたり免疫《めんえき》細胞が増加したりしています。

ふだん髄液は、脳と脊髄《せきずい》を適度な圧力（脳圧、髄液圧）で包んで、外からの衝撃から守り、脳と脊髄の水分量を保っています。ほかにも、脳と脊髄の老廃物を回収したり、栄養やホルモンなどを運んだりする働きもあるのではないかと考えられています。以前、髄液は脳室からつくられ、くも膜下腔《かくう》から吸収されると考えられていましたが、最近の研究では、それほど単純ではないことが明らかになりつつあります。髄液の循環や働きについて、今後の研究で明らかになることが期待されます。

2章

水頭症かな？ と思ったら

水頭症かもしれないと思っても、どこを受診したらよいかわからない人も多いもの。水頭症の専門家は、脳神経外科医です。受診するときのポイントや、受診してからの検査について知っておきましょう。

Bさんの
ケース

家族が水頭症ではと気づいた

患者さんのことをよく知る家族は、患者さんの異変に気づきやすいものです。「どうも様子がおかしいな……」と気づいたら、遠慮せず受診してみてください。

1 転びやすくなり壁に激突

Bさん（78歳女性）は、毎日ウォーキングをしていました。しかし、足が前に出にくくなり、何もないところでも転ぶこともありました。ある日、外出先で足が言うことを聞かず止まれなくなり、壁にぶつかってしまいました。

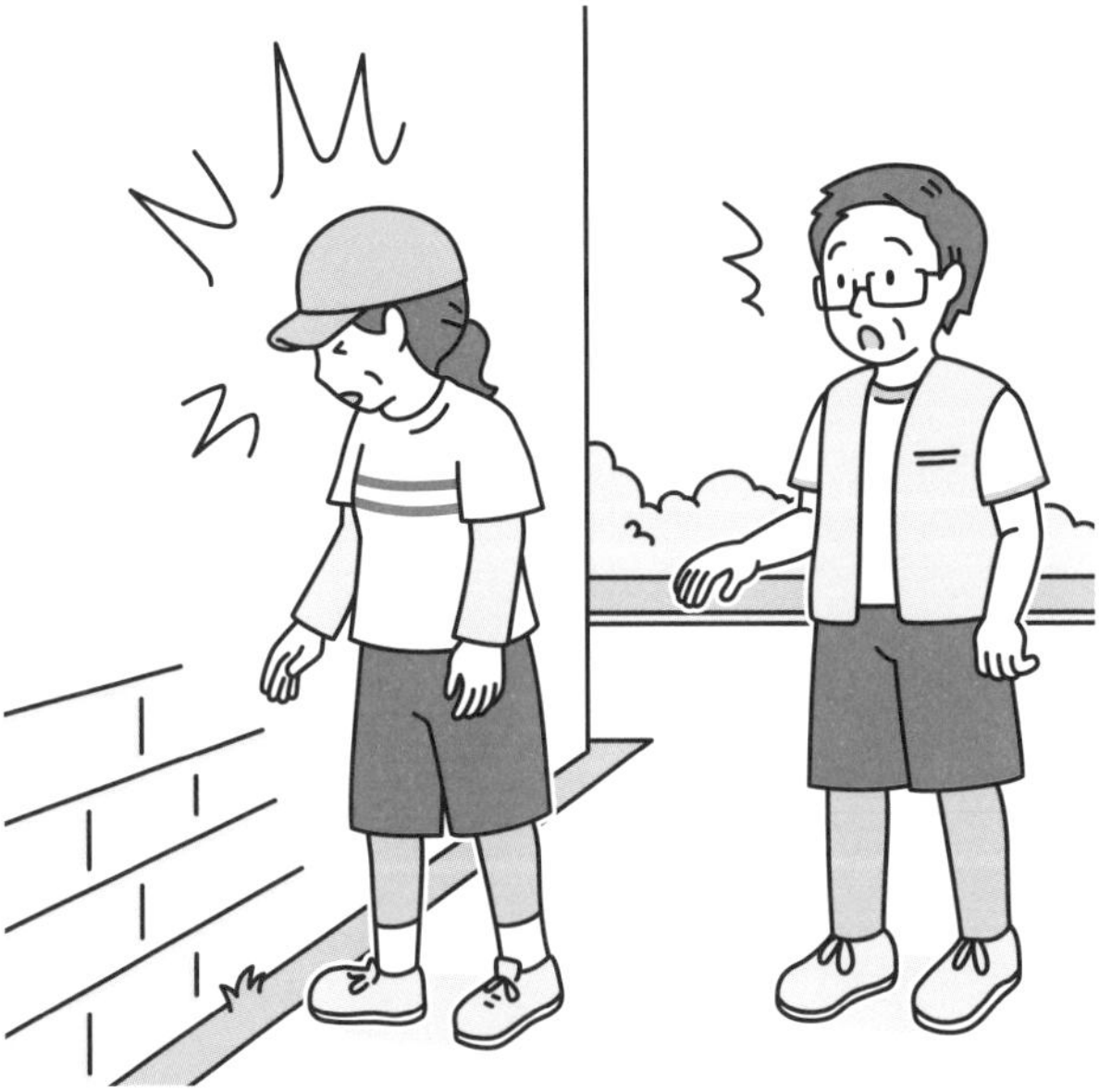

2 認知症と頻尿も現れる

Bさんはウォーキングをやめてしまい、やがて忘れっぽくなり、家族が呼びかけても気づきにくくなりました。トイレに間に合わなくなり、家族の負担も増大。家族は、Bさんの様子がなんだかおかしいと感じました。

③ かかりつけ医を受診

Bさんと家族は、かかりつけ医を受診しました。認知症の検査を受けて、Bさんは認知症と診断されました。医師から、症状は加齢によるもので、治療はむずかしいと言われました。

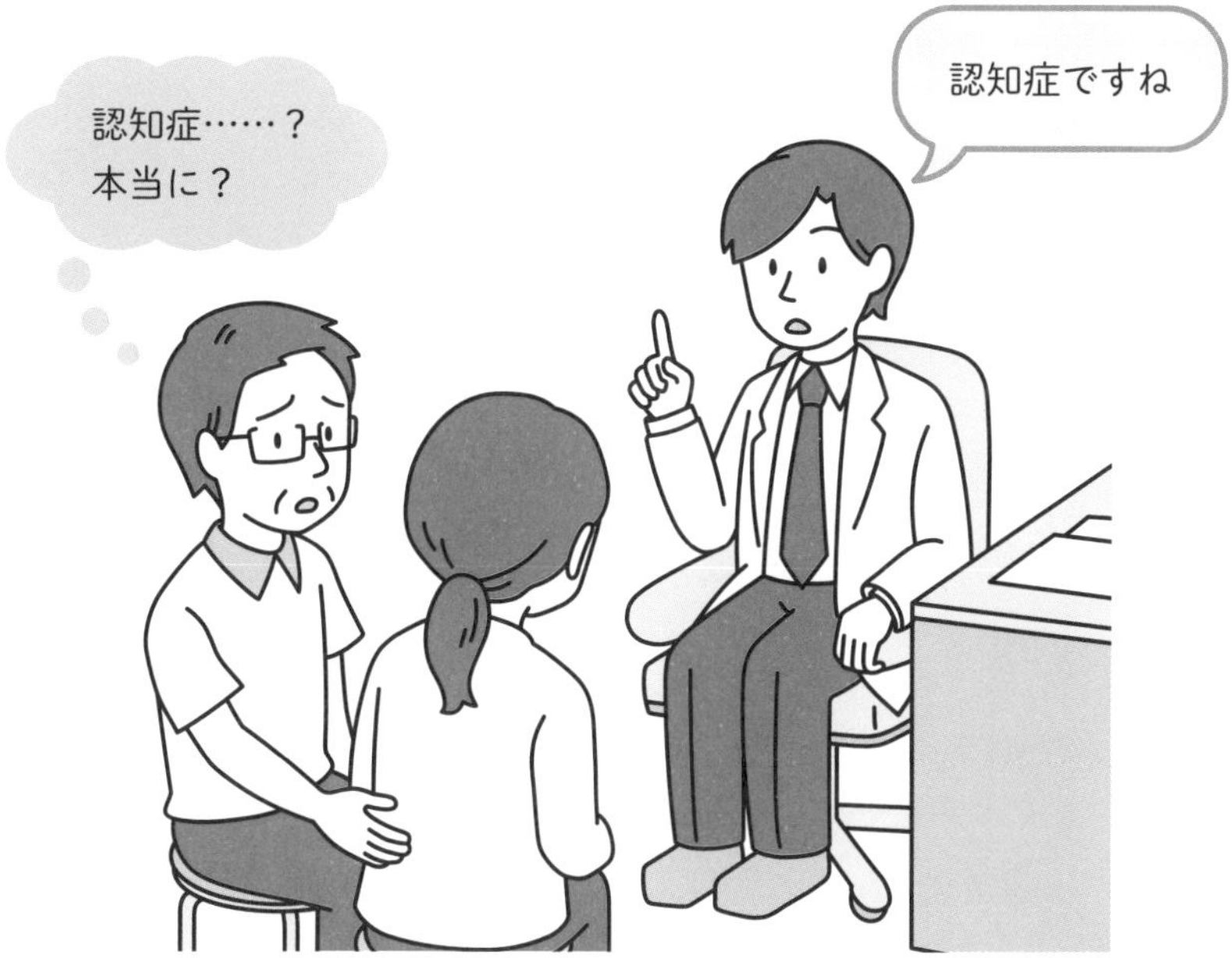

④ 紹介状をもらう

家族には、Bさんが単なる認知症ではないように感じました。インターネットで調べ、水頭症ではないかと考えました。改めてかかりつけ医を受診し、脳神経外科を受診したいと伝え、紹介状を書いてもらいました。

Dr.から ひとこと

水頭症を診断・治療するのは、脳神経外科の医師です。初めて受診する場合は、紹介状を持参しましょう。

⑤ くわしい検査を受ける

脳神経外科では、問診のほか画像検査を受けました。水頭症の疑いがあるといわれ、歩く様子をみるテストや髄液を抜く検査も受けました。その結果、Bさんは、水頭症と認知症があることがわかりました。

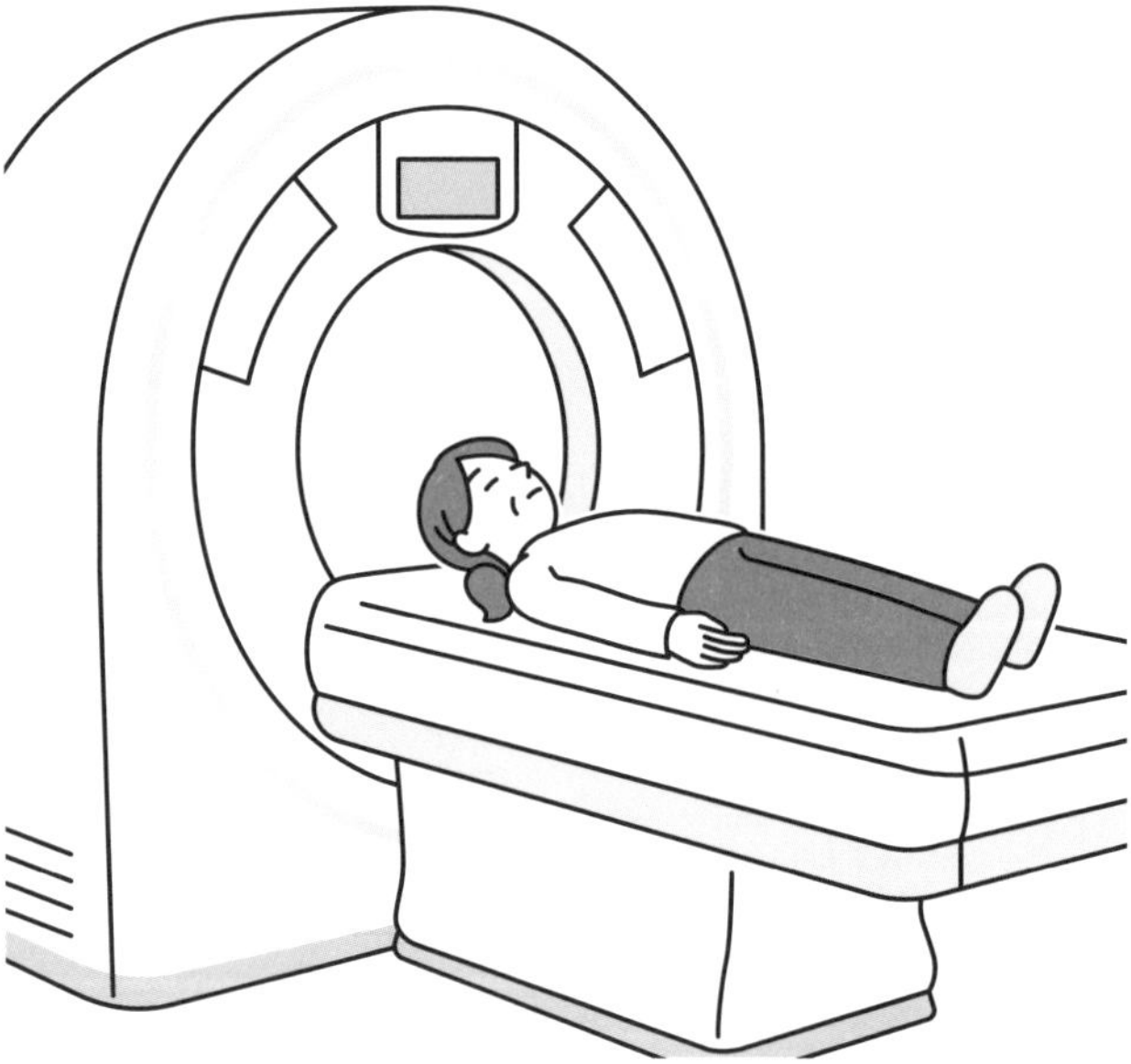

⑥ 日常生活を送りやすくするために治療を決断

医師からは、歩行障害と頻尿は水頭症の治療で改善するが、認知症は治らないかもしれないといわれました。しかし、髄液を抜く検査で症状がよくなり、日常生活を送りやすくなったので、治療を決断しました。

Dr.から ひとこと

確定診断のための検査では、増えすぎた髄液を抜きます。それで症状が改善すれば、治療後の生活をイメージできるでしょう。

⑦ 治療で歩行障害と排尿障害が改善

治療後、Bさんはまず歩行障害が改善し、トイレにも間に合うようになりました。認知障害は、入院中はあまり改善しませんでしたが、呼びかけに気づけるようになりました。

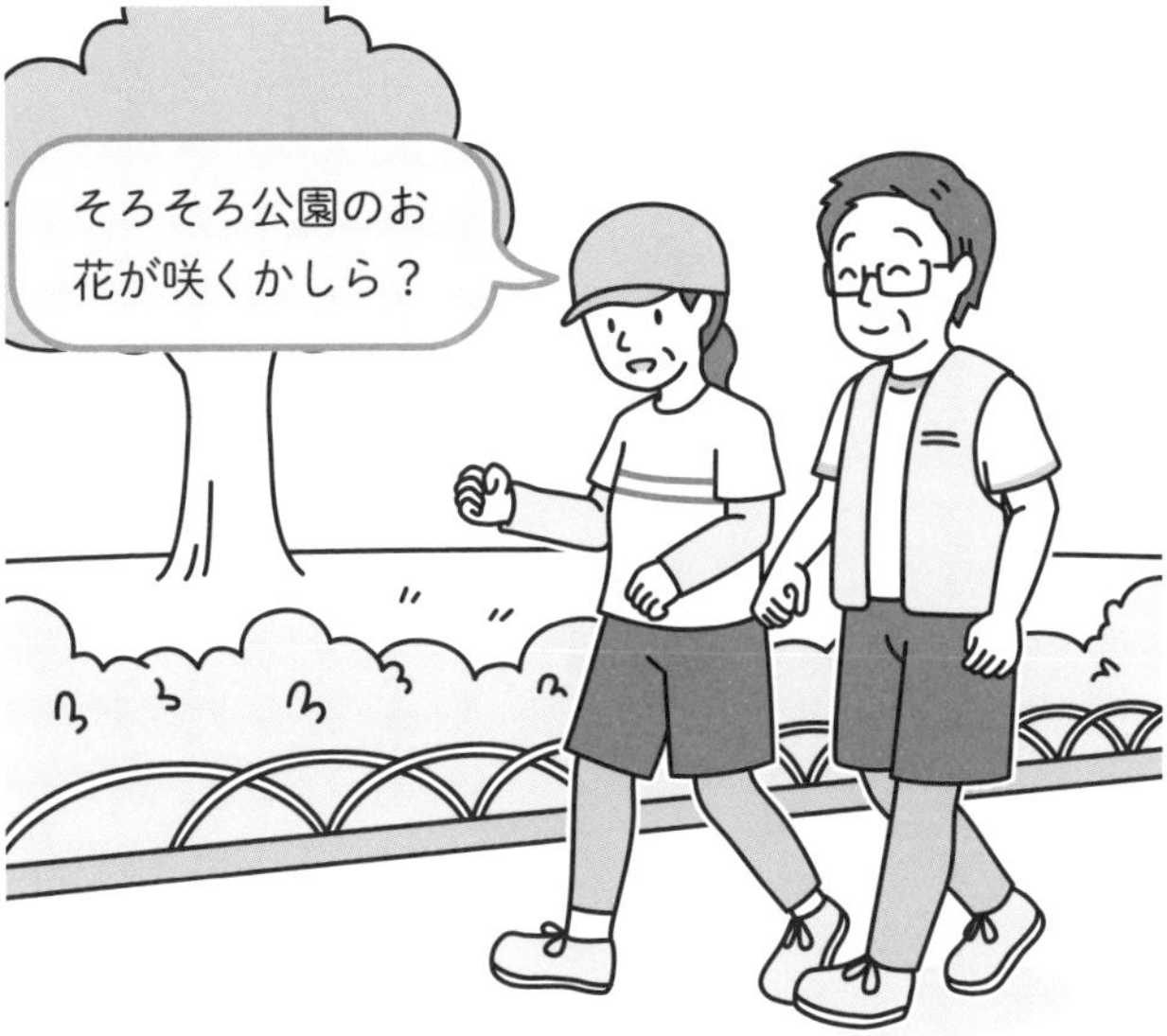

⑧ Bさんが自立でき、家族も安心

退院後、医師の許可を得て、ウォーキングも再開しました。忘れっぽさは残りましたが、Bさんは1人で歩けて、自分のことは自分でできるようになりました。家族も安心して見守れるようになり、介護が楽になりました。

Dr.から ひとこと

認知症などを併発している場合は、治療の効果には限界があることも。しかし、歩行障害や頻尿が改善すれば、本人は日常生活が送りやすくなり、家族も介護が楽になります。

脳神経外科でくわしく調べてもらう

水頭症の診断や治療をするのは、脳神経外科の医師です。脳神経外科は、脳卒中などの病気の経験がなければ、受診したことのない人がほとんどでしょう。

脳神経外科は、一般的には複数の診療科や入院施設があるような、大きな医療機関にあります。そうした医療機関に健康保険証だけをもって受診すると、「選定療養費」というお金が別途かかってしまいます（金額は医療機関によって異なり、数千円程度）。かかりつけ医などの紹介状があれば選定療養費はかかりません。紹介状の依頼には健康保険が使えますので、数百円程度の自己負担ですみます。脳神経外科を受診したことがない人は、まずかかりつけ医で紹介状をもらってください。かかりつけ医がいなければ、内科、精神科、神経内科など近くの診療所やクリニックでもよいでしょう。

どの脳神経外科を受診するかは、紹介状を書いてくれた医師のおすすめを聞くのもよいですが、自分で検索する方法もあります（20ページ参照）。できれば、水頭症の治療経験が豊富な医療機関がよいでしょう。予約制のところが多いので、あらかじめ電話などして予約をとってから受診してください。

脳神経外科では、左記のように問診や診察、検査がおこなわれます。問診では、患者さんのふだんの様子を知っている人の話も重要なので、家族といっしょに受診しましょう。

水頭症の診断と治療の流れ

水頭症の診断と治療は、下記の流れでおこなわれます。

▼特発性正常圧水頭症の診断と治療に関するアルゴリズム

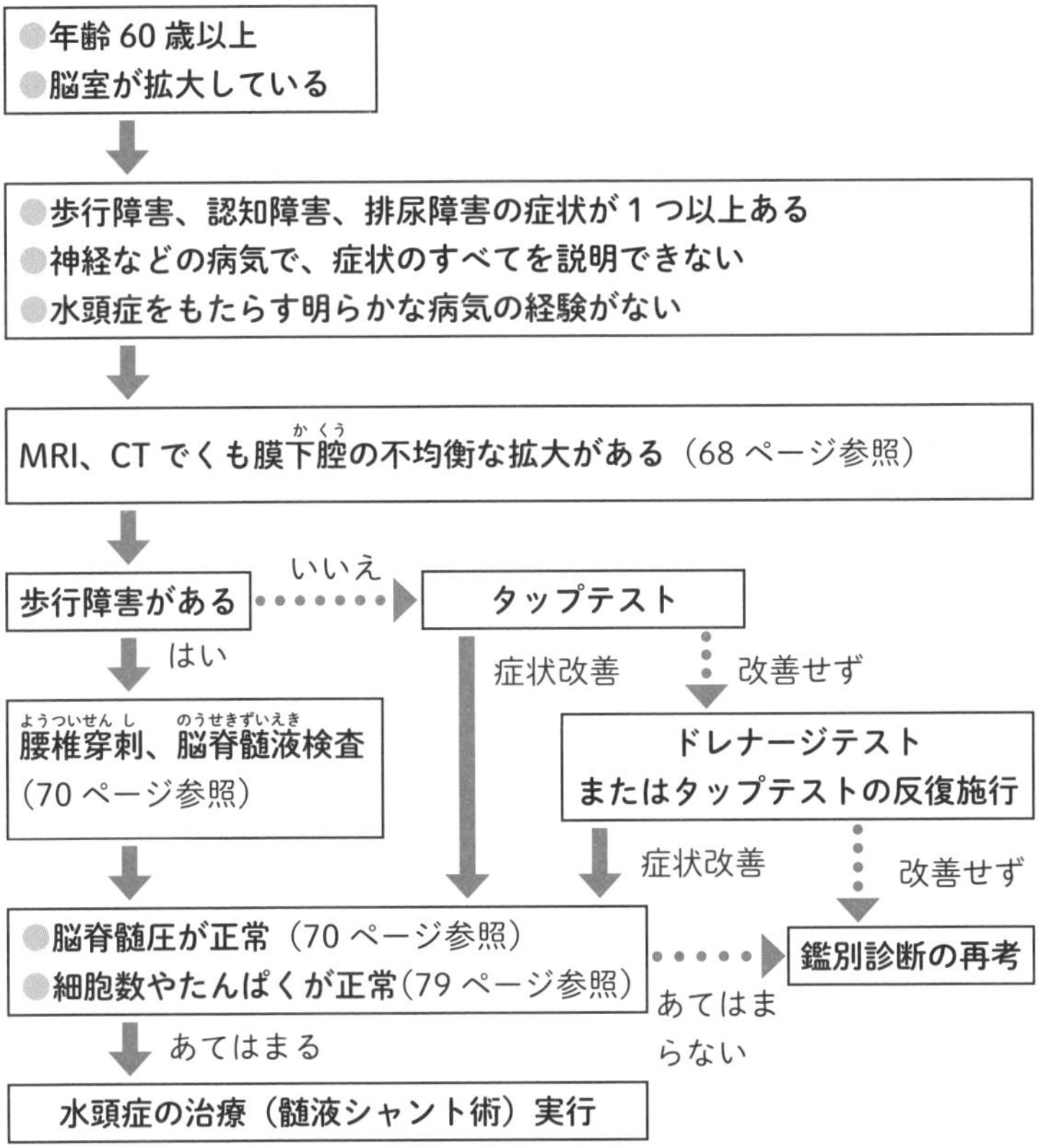

（日本正常圧水頭症学会編『特発性正常圧水頭症診療ガイドライン第 3版』
メディカルレビュー社、2020年）

問診では症状についてくわしく伝える

受診をすると、まず問診がおこなわれます。所定の問診票に記入して答える場合もあります。

問診では、医師から「どのような症状があるか」「いつごろから症状が現れたか」「症状に変化があるか」「症状が複数あれば、症状が現れた順番」などをたずねられます。水頭症の場合、三徴候について、くわしく伝えてください。たとえば毎年欠かさず年賀状を書いていたのに書かなくなったなど、本人が気づいていない症状があることも少なくないので、家族から見た患者さんの様子も医師に伝えましょう。

とくに、排尿障害は問診で重症度を判定されます（左記参照）。「1日何回程度トイレに行くか」「トイレをがまんできない感じ（尿《にょう》意《い》切迫《せっぱく》感《かん》）があるか」「トイレに間に合わず、尿を漏らしたこと（尿失禁）はあるか」「尿失禁の経験がある人は、1週間あるいは1日に何回程度か」などと、具体的に話すことが重要です。

しかし排尿障害は心理的に医師に伝えづらい症状でもあります。とくに失禁したことがあると、本人も家族も恥ずかしさから初対面の医師にはなかなか言い出しづらいもの。ただ医師も、そうした患者さんたちの気持ちを理解しています。ほかの症状の現れかたから水頭症が疑われると、医師のほうから排尿障害がないかどうか聞いてくるかもしれません。重要なことですから、正確に伝えてください。

三徴候の重症度

水頭症は、三徴候の重症度がガイドラインに示されています。0 ～ 4 までの 5 段階で評価され、4 が最も重症です。

▼水頭症の重症度分類

重症度	歩行障害	認知障害	排尿障害
0	正常	正常	正常
1	ふらつき、歩行障害の自覚のみ	注意・記憶障害の自覚のみ	頻尿、または尿意切迫
2	歩行障害はあるが、補助器具（杖、手すりなど）がなくても自分で歩行可能	注意・記憶障害はあるが、時間・場所の見当識《けんとうしき》*は良好	週 1 ～ 3 回以上の失禁
3	補助器具や介助がなければ歩行不能	時間・場所の見当識障害*を認める	1 日 1 回以上の失禁
4	歩行不能	状況に対する見当識はまったくない。または意味ある会話が成立しない	膀胱《ぼうこう》機能のコントロールがほとんど、またはまったく不可能

*見当識とは時間や場所、人物を判断し、状況を理解すること。
それができなくなる・わからなくなることを見当識障害という

歩行テストや認知機能テストを受ける

問診から水頭症が疑われると、歩行障害の有無や程度を調べる「歩行テスト」と、認知症の有無や程度を調べる「認知機能検査」を受けることになります。これらの検査は、診断時だけでなく髄液《ずいえき》を抜く検査（70ページ参照）や治療のあとにもおこなわれます（103ページ参照）。治療の効果を客観的に判定するためにも使われる、水頭症の指標となる検査なのです。

歩行テストで歩行障害を見分ける

歩行テストでは、「TUG《ティーユージー》テスト」がよくおこなわれます（左記参照）。このテストは、理学療法室など広めの室内でおこなわれます。いすに座った状態から始め、医師または理学療法士のかけ声でいすから立ち上がって3mの直線距離を往復で歩き、いすに戻ってきて再び座ります。立ち上がってから座るまでにかかった秒数や歩数、テスト中の姿勢などを調べます。

TUGテストによって、秒数という客観的な指標で歩行障害を評価することができます。たとえば13・5秒以上だと転倒リスクが高いことがわかっています。水頭症の患者さんは、TUGテストで20秒程度かかることも珍しくなく、重症になると40秒以上かかる人もいます。時間が長くなるほど転倒を経験した人の割合が増え、30秒以上かかる場合は骨折の経

TUG テスト

TUG（Time Up & Go）テストは、歩行障害を調べる検査。1 回だけでなく、複数回おこなって、平均値をとることもあります。

▼テストの手順

1 いすに座る。背もたれに背中をつけ、ひじをひじかけに置く

2 かけ声と同時に、いすから立ち上がる

3 3 m 先の目標に向かって、アルファベットの「U」または「I」字状に歩く

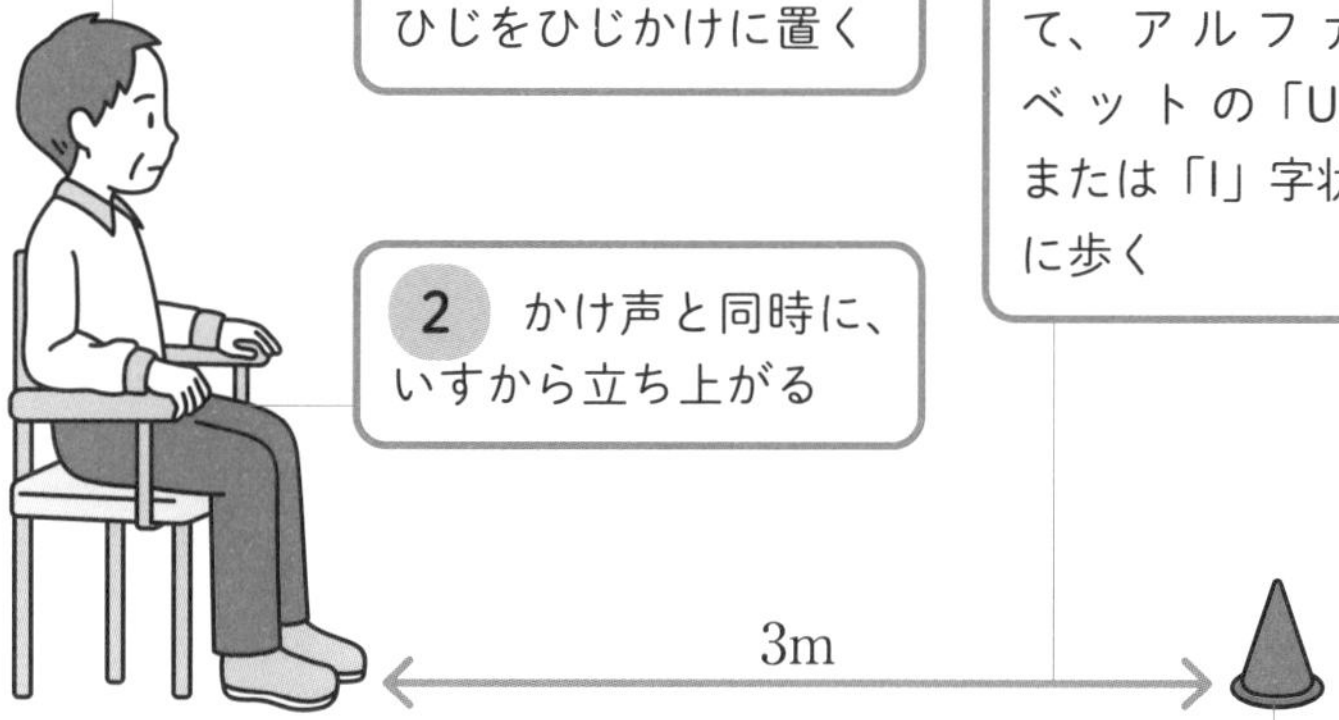

4 目標で引き返し、いすまで戻ってきて再び座る

2 ～ 4 にかかった秒数や歩数、動作時の姿勢を調べる。急ぐ必要はなく、ふだんどおりに、安全だと思うスピードで歩く。ふだん杖を使っている人は、テスト中も使ってもよい

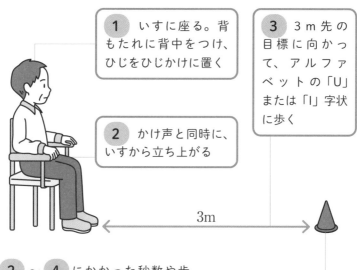

TUGテストと転倒経験者の割合

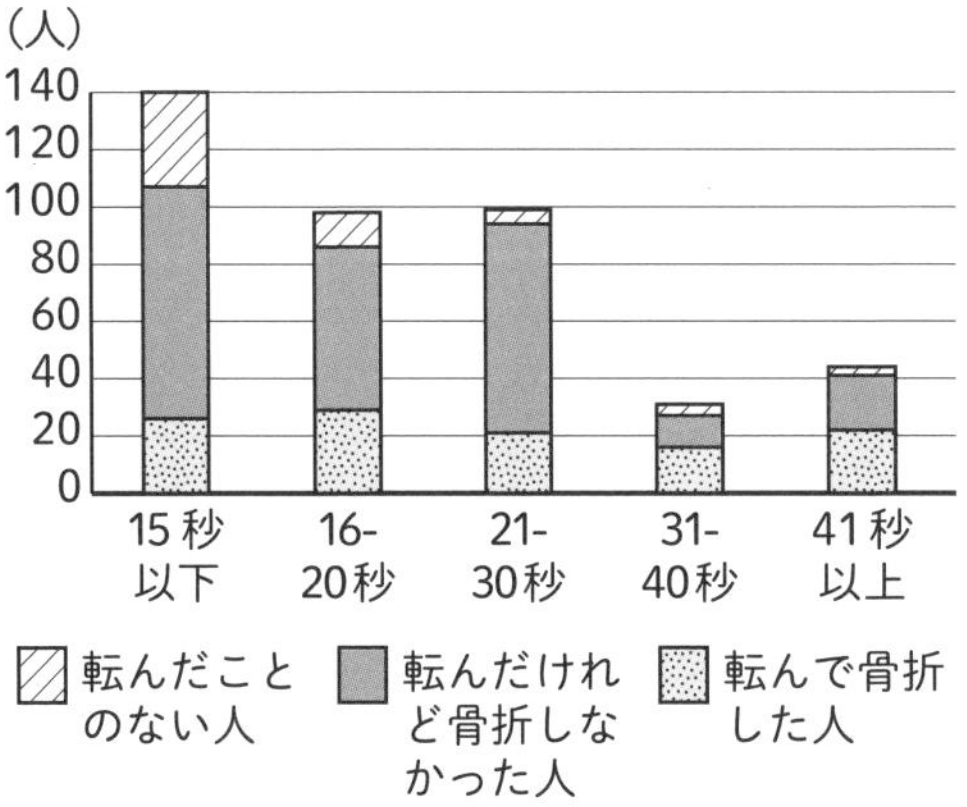

水頭症の患者さんがTUGテストでかかった時間と、転倒・骨折した人の割合を示したグラフ。テストの時間が長いほど、転倒率が高い

(鮫島直之、第23回日本正常圧水頭症学会、2022年)

験者が約半数になるという調査もあります（上記参照）。一方、パーキンソン病などの脳神経系の病気、フレイルやロコモティブ症候群といった整形外科系の病気などで歩行障害が現れている場合でも、TUGテストで10秒以上になることがあります。

そのためテストでは、秒数だけでなく歩数や姿勢（歩容《ほよう》）も重要な判断材料になります。水頭症の患者さんでは、10〜13秒でも歩くときの姿勢に変化がみられ転びやすくなります。水頭症では、立ち座りする動作や方向を変える動作が苦手で、そのようなときにとくに小刻みの開脚歩行になるという特徴があります。テスト中は、スマートフォンを患者さんに身に着けてもら

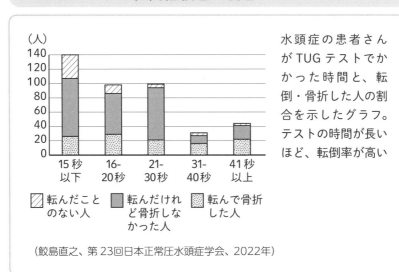

います。スマートフォンの体の傾きや加速度などを検知するセンサーを利用し、アプリで姿勢を解析します。また、カメラで、患者さんが歩いている様子を撮影します。前から見たときに、足の裏がまったく見えないようなすり足歩行で、がに股になっていて、方向転換時に歩数が増えているようなら、水頭症が疑われます。

ＴＵＧテストは、髄液を抜く検査後にもおこないます（72ページ参照）。秒数、歩数、歩くときの姿勢を指標にして、診断時のテスト結果と検査後のテスト結果を比べたり、日常生活で歩行が改善したかを確認したりして、水頭症かどうかを総合的に判断されます。

認知機能検査で認知機能の程度をみる

水頭症の患者さんに認知機能検査をおこなう目的は２つです。

まず、病名を特定するための鑑別診断と、その後の治療や介護に役立てること。認知機能には、記憶力、注意力、見当識《けんとうしき》といったさまざまな機能が含まれます。検査をおこなうことで記憶力などを数値で評価でき、障害されている機能と保たれている機能が客観的にわかります。認知障害を起こす病気は複数ありますが、障害される機能にそれぞれ特徴があるため、障害されている機能から、認知障害の原因となる病気を絞り込んでいきます。

もう１つは、治療の効果を明らかにすることです。認知機能検査の数値を診断時と髄液を抜く検査後、治療後で比べ、治療後の数値が改善していれば認知機能が改善したことが客観的にわかります。認知症が併存している人も、髄液を抜く検査によって治る症状がわかります。

認知機能検査には、「ＭＭＳＥ《エムエムエスイー》（ミニメンタルステート検査、Mini-Mental State Examination）」「長谷川式認知症スケール（ＨＤＳ《エイチディエス》－Ｒ《アール》）」「Ｍｉｎｉ《ミニ》－Ｃｏｇ《コグ》」などさまざまな検査方法があります。水頭症でよく使われるのは、ＭＭＳＥです。全般的な認知機能を評価できる検査で、世界で広く用いられていて、水頭症の研究でも実際に使用されているためです。

ＭＭＳＥでは、時間と場所の見当識、単語の記憶、計算など、11の項目から構成され、30点満点で評価されます。23点以下で認知症が、27点以下で軽度認知障害（ＭＣＩ《エムシーアイ》、Mild Cognitive Impairment）が疑われます。一般的に、髄液を抜く検査後に3点以上改善すると、水頭症の治療によって認知障害が改善することが見込めます。水頭症の患者さんでは、問いかけへの反応速度（精神運動速度）、注意機能、作動機能（ワーキングメモリー、命令の遂行）、記憶機能がとくに改善しやすいとわかっています。点数では、診断時は20点程度だった人が、治療後は27～30点に改善するといったこともよくみられます。

ＭＭＳＥで24～27点だった人は、「ＭｏＣＡ《モカ》」など別のテストを補助的におこなうこともあります。認知機能の低下が軽度だと、検査や治療の前後でＭＭＳＥの数値があまり変化せず、正確に評価できないためです。ＭｏＣＡは軽度認知機能低下を調べる検査で、30点満点で評価され、25点以下だとＭＣＩが疑われます。

MMSEの問題例

この検査にかかる時間は、10～15分程度。11項目からなり、医師が出す問題に1つずつ答えます。制限時間は1問につき10秒。答えられなければ次の問題に移ります。

▼質問の項目と出題例

項目	出題例
1　時間に関する問題	例）今日は何日ですか？　※計5問
2　場所に関する問題	例）ここは何県ですか？　※計5問
3　単語の記憶	これから言う言葉をくり返してください。 例）「桜、ねこ、電車」
4　注意力、計算能力	例）100から順に7をくり返し引いてください　※計5問
5　記憶の再生	先ほど覚えた言葉は何ですか？ ※3で覚えた言葉を言う
6　物品の呼称	例）医師が時計を持って「これは何ですか？」 ※計2問
7　文章の復唱	これから言う言葉をくり返してください。 例）「みんなで力を合わせて綱を引きます」
8　命令の遂行	例）ハンカチを持つ、たたむ、渡す
9　文章の読解・実行	文章を読んでその通りにしてください。 例）「目を閉じてください」
10　書字	何か文章を書いてください。 ※自由に文章を書く
11　図形の描画	この図形を書き写してください。 例）「重なった五角形」

画像検査で脳を調べる

問診や各種のテストのあとは、確認された症状の原因を探るために、画像検査も受けます。脳の状態を調べるのに必要な画像検査は、CT検査またはMRI検査です。三徴候を起こす脳の病気は、水頭症以外にも脳梗塞《のうこうそく》、脳腫瘍《のうしゅよう》、慢性硬膜《こうまく》下血腫《かけっしゅ》（ケガなどにより硬膜内で出血し脳が圧迫された状態）などがあるので、こうした病気がないかも確認します。

CTではエックス線を、MRIでは磁気を使って、体を細かく横断、あるいは縦断にした画像が撮影できます。どちらも痛みなどはありません。CTの撮影時間は一般的に、造影剤を使わない場合は10～20秒、造影剤を使う場合は10～15分です。MRIは頭部だけの撮影なら、造影剤を使わなければ15～30分、造影剤を使う場合は40～60分ほどかかります。CTのほうが早く撮れるので、比較的多く撮影される傾向があります。

水頭症のCT・MRI画像には特有の変化がみられる

水頭症のCTやMRIの画像では、「脳室が拡大している」「脳と頭蓋骨《ずがいこつ》のすき間や、脳のしわ（脳溝《のうこう》）が狭くなっている」「脳の左右にある『シルビウス裂《れつ》』という部分が開く」という特徴が、左右対称に現れます（左記参照）。ほかにも、脳のしわの一部が拡大している様子がみられることもあります。こうした特徴がみられたら、水頭症である可能性が非常に高くなります。

水頭症のCT・MRI画像

水頭症のCTやMRIでは、下記のような特徴的な変化がみられます。いずれも髄液が増えすぎたことで起こるもので、とくに脳室の拡大が特徴的です。

▼特発性正常圧水頭症患者さんの脳

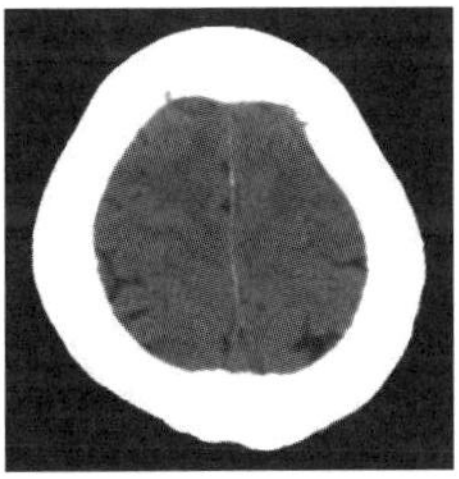

写真は、脳の横断図。脳が圧迫され、脳のしわ（脳溝）がみられない

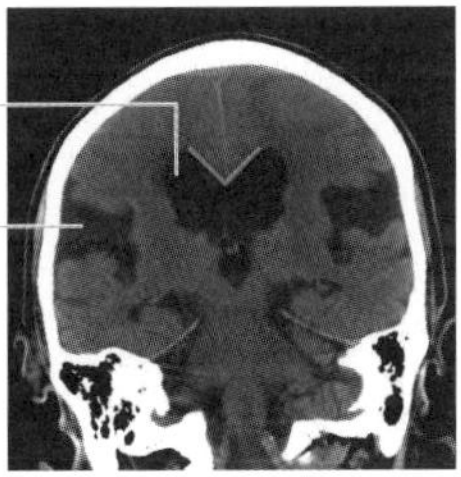

写真は脳の縦断（冠状《かんじょう》）図。脳と頭蓋骨のすき間が狭い。脳にしわ（脳溝）がなく、脳室の線の部分が鋭角

▼健康な人の脳

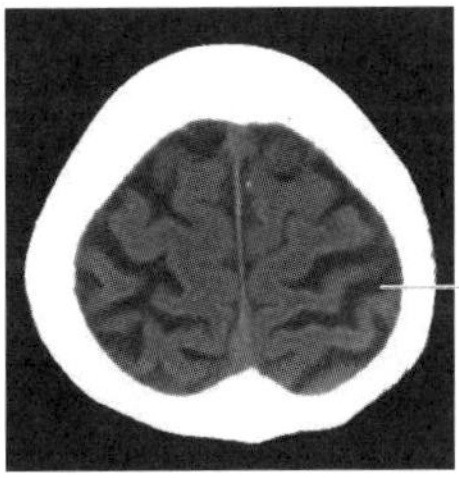

脳溝が描き出されている

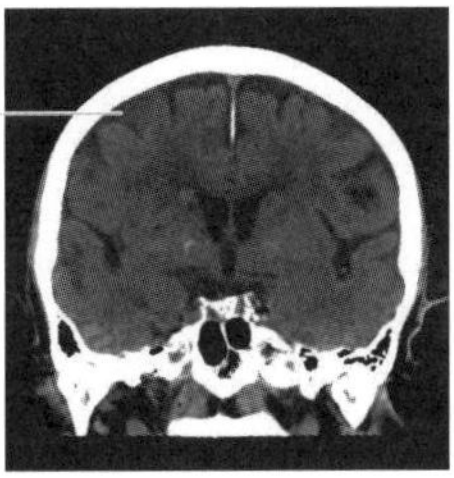

脳溝がみられ、脳室が正常な大きさをしている

髄液を抜くテストで確定される

これまでの問診、診察、検査で、水頭症の可能性が非常に高くなったら、「タップテスト」をおこないます。タップテストは脳脊髄液排除試験《のうせきずいえき》という検査のひとつで、水頭症の確定診断と、治療の効果を推測するための検査として、世界で広くおこなわれています。

タップテストは外来の処置室などで受けられますが、検査前後の症状の変化を確認するために、多くは入院しておこなわれます。一般的には2泊3日程度で、入院中は歩行テストや認知機能検査などもたびたび受けます。検査の前に脊椎《せきつい》ＭＲＩ検査を受けて、脊柱管《せきちゅうかん》（背骨のなかにある、脊髄が入っている管）が狭くなっていないかどうか、髄液の循環が妨げられていないかどうかを確認します。

検査では「腰椎穿刺《ようついせんし》」といって、腰に局所麻酔をし、腰の背骨（腰椎）の間から専用の針を刺して、髄液を少量抜きます。髄液は脳だけでなく脊髄も包み込んでいます。そのため、頭に針を刺さなくても、背骨のすき間から針を刺すだけで、髄液を抜くことができるのです。髄液は健康な成人では約120～150mLありますが、水頭症の人はこれ以上にたまっています。タップテストでは、髄液を30～50mL程度採取します。腰椎穿刺の際、まれに頭痛や感染症、神経損傷、背中の痛みなどの合併症が起こることがあります。同時に、脳脊髄圧や、採取した髄液の成分も調べます。水頭症（特発性正常圧水頭症）では病名のとおり

タップテスト、腰椎穿刺の様子

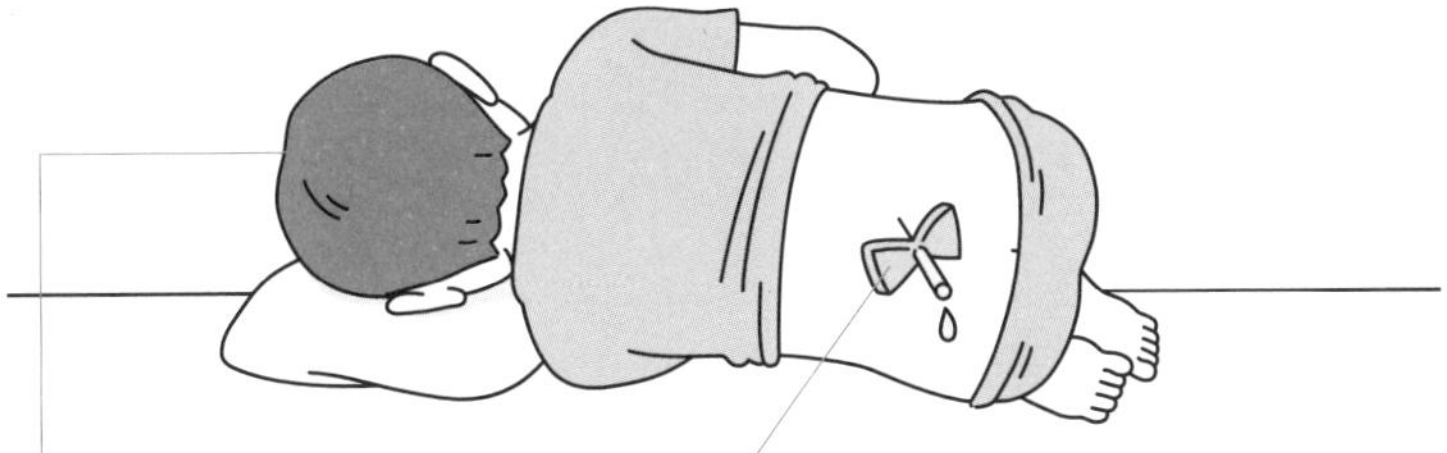

❶診察台に横向きに寝て、ひざを抱え、できるだけ背中を丸める

❷腰に局所麻酔をし、腰椎のすき間から針を刺す。髄液が自然と出てくるので少量採取する。15分ほどで終わる

脳脊髄圧は正常ですから、脳脊髄圧が亢進または低下していた場合は、別の病気が疑われます。髄液の色や性状に変化があった場合も、別の病気が疑われます。また、アルツハイマー型認知症は、髄液に特徴的なたんぱくが含まれるため、アルツハイマー型認知症との鑑別にも役立ちます（79ページ参照）。

　また、脊柱管がふさがっていないかどうかを、検査中に調べることもあります。首の両側を手で圧迫して、一時的に頸静脈（首の静脈）をさえぎります。正常であれば、圧迫してから10秒以内に脳髄液圧が上がり、圧迫をやめれば速やかに下がります。脳髄液圧の変化がなければ、脊柱管がふさがれていると判断され、治療法を検討する必要があります。

タップテスト後に症状が改善するかを調べる

水頭症の人は、髄液が増えすぎて脳が圧迫されているため、タップテストで髄液を少量抜くと症状が一時的に改善します。検査で症状が改善したことが確認できれば、水頭症であるという診断が確定し、同時に水頭症の治療の必要性を判断することができます。

症状の改善は、検査直後から48時間以内にみられるケースが多く、一般的に1週間以内に複数回検査することが推奨されています。症状が改善したことを客観的に確認するために、入院中に歩行テストと認知機能検査をおこない、排尿の状況も記録します。歩行テストと認知機能テストは、入院が2泊3日であれば、タップテストの直後、24時間後、48時間後におこないます。

もっとも早く改善する症状は歩行障害です。早ければ、テスト後数時間で歩きやすくなるという人もいます。タップテスト後のTUG《ティーユージー》テストは、まず歩幅が広くなり、方向転換に必要な歩数も減少することで、歩行速度が速くなる人がよくみられます。タップテストの前後で、秒数の改善率（左記参照）が11％以上であれば、水頭症の治療が必要と判断されます。秒数の差があまりなければ、歩数や姿勢の変化を比較して、すり足やがに股が改善しているかどうかで判断されることもあります。

次に改善しやすいのは排尿障害です。排尿障害は客観的な検査がないため、問診での確認になりますが、トイレへ行く頻度が減った、尿漏れをしにくくなった、という人がよく

TUGテストの改善率とは

歩行障害が軽度だと、タップテストの前後で秒数に差があまりないため、秒数ではなく改善率で比較する。TUGテストの秒数がどれくらい改善したかを、下記のように%で表す

改善率＝（タップテスト前の秒数－タップテスト後の秒数）
÷タップテスト前の秒数

例）タップテスト前が20秒、タップテスト後が15秒の場合
（20 － 15）÷ 20 ＝ 5 ÷ 20 ＝ 0.25　→　改善率は25%

みられます。

　認知障害も、入院中に認知機能テストをおこないます。MMSE《エムエムエスイー》では3点以上改善したら、水頭症の治療が必要だと判断されます。しかし、認知障害は改善に時間がかかることが多く、検査入院中はテストの点数にも改善がみられないことがあります。改善までに1週間ほどかかることもあるため、家族が患者さんの様子をよく観察することが重要です。退院してから、話しかたや目つきがはっきりしてきた、といった変化がみられたという人もいます。外来で再度テストをおこない、改善の様子をみることもあります。

　ただし、こうした改善は一時的なもので、やがて元に戻ります。改善した状態が長く続く人もいれば、数日で元に戻ってしまう人もいます。水頭症の確定診断を受けたら、医師と相談して治療の計画を立てることが重要です。

症状が改善しない場合は、再度テストする

一方で、検査入院中には症状が改善しない人もいます。とくに、症状が現れてからタップテストを受けるまでの期間が長いほど、タップテストでは症状が改善しにくくなります。タップテストで症状が改善しなかった場合、次のような3つの手段をとります。

1 しばらく様子をみる……タップテスト後、少し時間がたってから改善してくる人もいます。退院後もしばらく通院などして症状を観察し、症状に変化がないかどうかを確認します。様子をみているあいだ、医師は画像検査などのデータを再度確認し、水頭症と似た病気の可能性を検討します。追加の検査をおこなって、認知症など、ほかの病気がないかどうかを確認することもあります（78ページ参照）。また、脊柱管狭窄症《せきちゅうかんきょうさくしょう》などで脊柱管が狭くなっていて髄液の充足が妨げられていると、タップテストでは改善しないことがあります。髄液の充足が妨げられている可能性も視野に入れて検討されます。

2週間ほど経過観察を続けてみて、症状が改善してきたらタップテストの効果があると判断され、症状が改善しなければ**2**を試します。

2 再度タップテストを受ける……画像検査、症状、経過などから、やはり水頭症の可能性が高いと判断されたら、再度タップテストをおこないます。1回では変化がなくても、複数回おこなうことで症状の改善がみられる人も少なくありません。2～3回おこなうケースもあります。2回目以降のタップテストで症状が改善した場合も、水頭症の

治療効果が得られると判断されます。

3　別のテスト方法にする……

まれですが、タップテストの代わりにドレナージテストをおこなうこともあります。ドレナージテストも脳脊髄液排除試験のひとつで、同様に腰椎穿刺をおこないますが、さらに腰の背骨にカテーテルという管を入れ、1〜5日間かけて髄液を排除するものです。患者さんの症状をよくみながら、髄液を1日100〜250mLずつ抜くため、タップテストよりも多く髄液を抜くことができ、症状が改善しやすくなります。

しかし、ドレナージテストは1週間ほど入院が必要です。さらに、カテーテルが入るため行動が制限されること、認知障害のある患者さんがカテーテルを勝手に抜いてしまうおそれがあること、痛みや髄膜炎《ずいまくえん》などの合併症のリスクがあるなどの理由から、日本ではあまりおこなわれていません。

脳脊髄液排除試験で排除できる髄液の量は限られますから、複数回のテストで改善しなくても、水頭症の治療を受ければ改善する可能性があります。症状や画像検査などから水頭症の可能性が高く、ほかの病気の可能性が低いと判断されると、医師から治療を受けてはどうかと提案されることもあります。脳神経外科の医師から、今の患者さんの状態と治療後に見込める改善を聞き、よく相談して決めるようにしましょう。

水頭症と似た症状を起こす病気と区別する

水頭症は、症状と画像検査などから診断されます。そのため、症状やＣＴ検査などの画像が似ているほかの病気を除外することも重要です。水頭症のほかに、三徴候をもたらす病気がないか、画像上で脳室が拡大するような病気がないかを確認します。問診と検査でわかった症状や画像の特徴が、鑑別にも役立ちます。

症状や画像が似ている病気には、左記のようなものがあります。どれも歩行障害や認知障害、排尿障害を起こす病気で、脳室が拡大する病気もあります。水頭症の特徴である、歩行障害が最初に現れること、歩行障害では「小股、がに股、すり足歩行」になること、認知障害では「注意力の低下、思考・反応速度の低下、作業速度の低下」などが起こること、といった点から鑑別していきます。

特発性正常圧水頭症以外の水頭症が現れることもあります。続発性正常圧水頭症（ＳＮ《エスエヌ》ＰＨ《ピーエイチ》）は、くも膜下出血や頭のケガ（頭部外傷）、急性髄膜炎《ずいまくえん》などを起こしたあとに現れる水頭症です。結核性《けっかくせい》髄膜炎や真菌性《しんきんせい》髄膜炎など、ひそかに、ゆるやかに現れる病気が原因になることもありますが、タップテストで見分けることができます。またまれに、何らかの原因で、成人になってから非交通性水頭症（42ページ参照）が現れることもあります。

それぞれの病気で細かな差異がありますので、脳神経外科医が専門的な観点から見分けていきます。

水頭症との鑑別が必要な病気の例

水頭症のように、歩行障害や認知障害を起こす病気は多いので、一つひとつの違いを見極めて診断されます。

▼症状が似ている病気

- **アルツハイマー型認知症**（31 ページ参照）
- **レビー小体型認知症、パーキンソン病**（48、50 ページ参照）
- **血管性認知症**（50 ページ参照）
- **前頭側頭型認知症《ぜんとうそくとうがたにんちしょう》**（Pick《ピック》 病《びょう》など）
  水頭症と似た認知障害を起こし、画像検査でも脳室拡大をきたすことがある
- **進行性核上性《かくじょうせい》マヒ、多系統萎縮《いしゅく》症**
  難病の１つで、脳神経が抜け落ちる病気。歩行障害や排尿障害が現れる
- **血管性パーキンソニズム**
  小さな脳梗塞が多発し、パーキンソン病に似た歩行障害や認知障害が現れる病気

▼画像が似ている病気

- **続発性正常圧水頭症**（44 ページ参照）
- **大脳萎縮**
  脳の容積が減る病気で、脳室が拡大することも。加齢のほか、認知症や脳卒中も原因になる

認知症を併発すると認知障害は改善しないことも

水頭症と同時に認知症が現れている場合も少なくありません。とくに多いのはアルツハイマー型認知症で、55～89％の人が水頭症とアルツハイマー型認知症をあわせもっていたという調査結果もあります*。ほかにも、レビー小体型認知症や、パーキンソン病などの病気をあわせもつ人もいます。認知症を併発している場合、水頭症の治療によって、歩行障害や排尿障害は改善するものの、認知障害は期待したほど改善しないこともあります。

水頭症では、脳卒中を経験している人もいます。脳卒中とは、脳梗塞《のうこうそく》、脳出血、くも膜下出血の総称です。過去に脳卒中を起こした人、あるいはCT検査などで脳卒中を起こしたことがわかった人は、40～60％でした*。水頭症と脳卒中による血管性認知症を併発している場合も、水頭症の治療を受けることは可能です。ただし、歩行障害や排尿障害は改善が見込めますが、認知障害の改善はむずかしい可能性があります。

このように、水頭症の治療の効果を正しく推測し、評価するためにも、事前に認知症などがあるかどうかを確認しておくことも重要です。

検査で水頭症以外の病気を鑑別する

ほかの病気があるかどうかは、タップテストで採取した髄液を調べたり、画像検査を受けたりすると判断できます。画像検査では、「SPECT《スペクト》検査」や「心筋《しんきん》シンチグラフィー」、「MRA《エムアールエー》検査」をおこないます。これらの検査では主に臓器の働きを調べることができます。

*日本正常圧水頭症学会編『特発性正常圧水頭症診療ガイドライン第3版』メディカルレビュー社、2020年

画像検査は必ず全部受けるわけではなく、患者さんの症状などに応じて、医師が必要な検査を選んでくれます。

髄液《ずいえき》の検査……タップテストで採取した髄液の成分を調べます。特発性正常圧水頭症では、髄液は正常な人と変わりありません。一方、髄液に細菌などが含まれていれば、髄膜炎による続発性正常圧水頭症の可能性があります。

　またアルツハイマー型認知症では、髄液に含まれる「アミロイドβ《ベータ》」が減少し、「ｐ《ピー》－ｔａｕ《タウ》（リン酸化タウたんぱく）」が増加することがわかってきました。アミロイドβとｐ－ｔａｕは、アルツハイマー型認知症の患者さんの脳でたまる異常なたんぱくで、その変化が髄液にも現れるのです。アルツハイマー型認知症が軽度（ＭＣＩ《エムシーアイ》）の人も発見できます。

SPECT（単一光子放射断層撮影）検査……核医学（ＲＩ《アールアイ》）検査という種類の検査です。核医学検査では、微量の放射線が含まれた薬を注射し、その薬が集まる部位から出てくる放射線を画像化します。なお、薬に含まれる放射線はごく微量で、人体への影響や副作用はほとんどありません。

　脳のＳＰＥＣＴ検査は、認知症の確定診断に欠かせない検査で、パーキンソン病の鑑別のためにおこなわれることもあります。水頭症の患者さんも非常によく受ける検査です。脳の血流や脳の働きがわかるので、ＣＴやＭＲＩではわからない、早期の血流障害などを発見でき、脳の機能を評価することもできます。水頭症、アルツハイマー型認知症、レビー小体型認知症などでは、脳の血流が低下している部位が異なることから、どの病気であるかを見分けることができます。撮影は、一般的に30分程度で終わります。

また、使われる薬によってわかることが異なります。とくにダットスキャン®という薬を使うと、レビー小体型認知症とパーキンソン病の脳の変化を鋭敏にとらえることができ、鑑別診断に使われています（DaT《ダット》 Scan《スキャン》検査）。

心筋シンチグラフィー（心筋シンチ）……心臓の核医学検査で、心臓を支配する「自律《じりつ》神経」の機能を調べることができます。レビー小体型認知症とパーキンソン病は、発症の原因となる「レビー小体」が脳だけでなく心臓の自律神経にもたまるため、この検査で異常を示します。水頭症や認知症を起こすほかの病気では異常を示さないため、心筋シンチが診断の決め手となることがあり、レビー小体型認知症やパーキンソン病との鑑別が必要になった場合に受けることがあります。

心筋シンチは、SPECT検査と同様に、放射線を微量に発する薬を注射してから撮影します。レビー小体型認知症とパーキンソン病の有無を調べるときは、薬の注射後15～30分後と3～4時間後の、2回撮影します。撮影自体は5～10分程度ですみますが、待ち時間を含めると4時間ほどかかります。

MRA（磁気共鳴血管撮影）検査……MRI検査の機器を使い、磁気を使って脳の血管

認知症などと見分けるための画像検査

ほかの病気と見分けるために、必要に応じて下記のような検査を受けることがある

検査の種類	水頭症と鑑別する病気	薬の注射から撮影まで	撮影時間
SPECT	各認知症	直後	30 分程度
SPECT（DaT Scan）	パーキンソン病、レビー小体型認知症	直後と 3 ～ 4 時間後	30 分程度
心筋シンチ		15 ～ 30 分後と 3 ～ 4 時間後	5 ～ 10 分
MRA	血管性認知症	注射なし	20 ～ 30分

（とくに動脈）を撮影します。撮影方法はMRI検査と同じで、時間は20～30分ほどかかり、造影剤は使いません。

MRI検査では脳の詳細な断面図を撮影でき、脳卒中や脳腫瘍《のうしゅよう》を調べるときに適しています。一方MRA検査は、血管の状態をくわしく撮影することができ、動脈硬化や血管の詰まり具合などを調べられます。水頭症では血管には異常はありませんので、血管性認知症と鑑別するときにMRA検査が役立ちます。高血圧や糖尿病など、脳卒中の原因になるような病気がある場合に受けることがあります。

このような検査で、病気を見分けていき、最終的に水頭症を治療するかどうかを医師と相談して決めていきます。

Column

医療機関の役割分担

医療機関には規模や設備に応じて役割分担があり、お互いに連携して、適切な医療が提供できるようにしています。具体的には、次のように3つに分けられています。

1次医療……主に診療所やクリニック。日常的によくみられる病気やけがなどの治療、健康管理を担います。地域に密着した医療機関で、入院施設はないところが多いでしょう。

2次医療……主に、地域の中核的な医療機関。複数の診療科や専門外来、入院施設があります。

3次医療……大学病院のような、特定機能病院・大規模病院。特殊で先進的な医療を担う、高度で専門的な医療を提供します。

水頭症の治療では、まず1次医療を担う診療所などで紹介状をもらい、2次医療を担う医療機関へ紹介してもらいます。ほかに重い持病があるなどの事情がないかぎり、3次医療を担う医療機関へ行くほどではありません。2次医療では、水頭症の診療に力を入れていて専門外来などを設けている医療機関や、治療経験が豊富な医療機関もあります。受診する際は、インターネットなどで調べてみるとよいでしょう（20ページ参照）。

3章

手術で症状が改善する

水頭症と診断されたら、治療を受ければ症状が改善します。治療では髄液を減らす必要があり、そのためには手術が必要です。患者さんに合った方法が選ばれます。

Cさんの
ケース

手術でひとり暮らしを続けられるように

認知症では家族などの介護が必要になりますが、水頭症で症状が改善すれば介護が不要になることもあります。Cさんのケースを見てみましょう。

1 会社に遅刻しがちに

Cさん（64歳女性）はひとり暮らしで、遠方に息子や娘がいます。定年退職直前になって、歩行が遅くなってきました。会社に遅刻しそうになっても早く歩くことができず、気持ちがあせってしまいます。

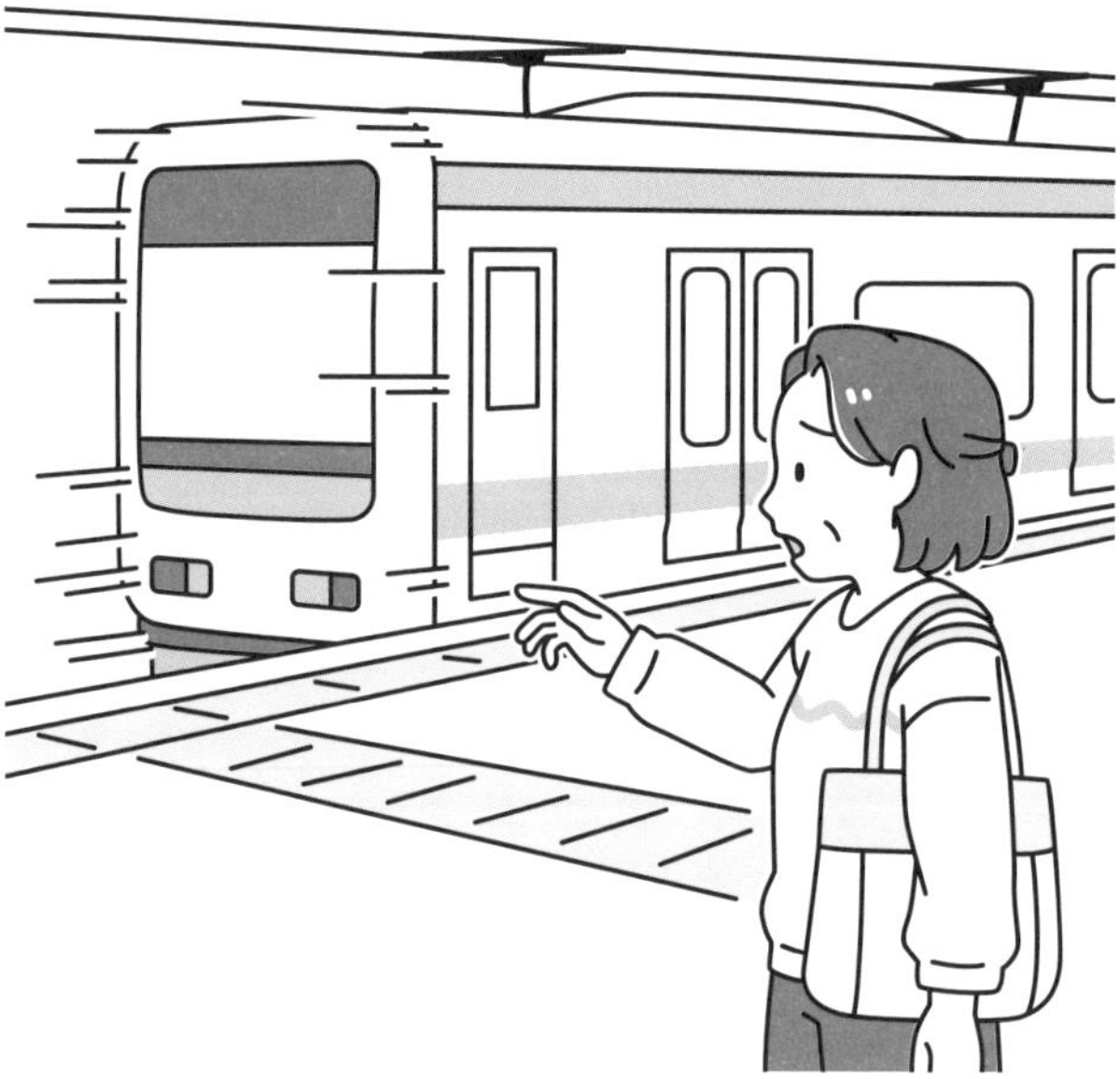

2 もの忘れや頻尿も現れる

ついに通勤途中に駅でひどく転んでしまい、整形外科で治療を受けました。同じころ、会社の同僚にもの忘れを指摘されるようになり、やがて頻尿も現れるようになりました。

③ 精神科で認知症と診断

認知症が気になったので、かかりつけ医を受診したところ認知症と診断。家族に認知症だと伝えると、ときどき様子を見に来てくれるようになりました。

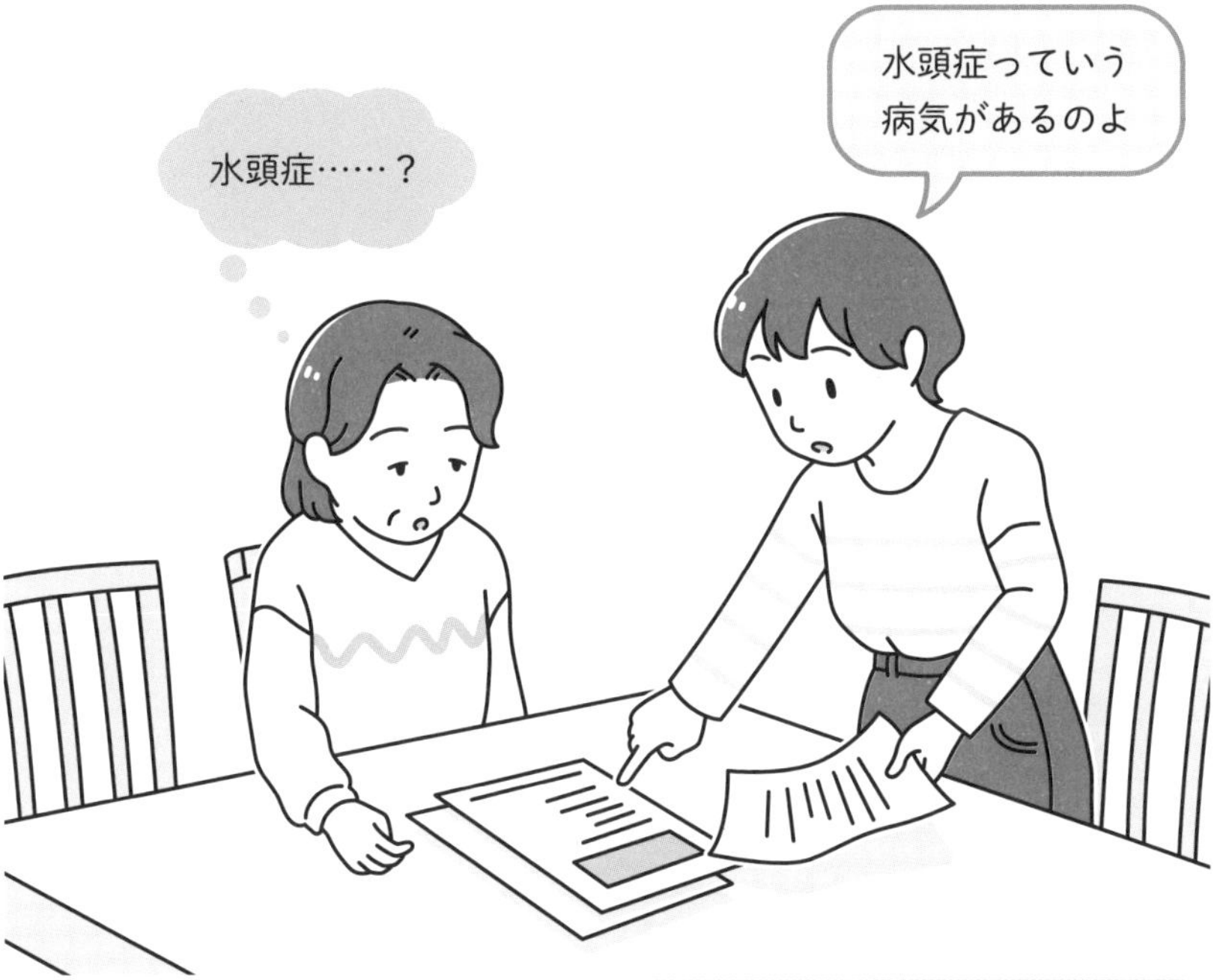

④ 水頭症を疑い脳神経外科へ

Cさんは、娘たちに「認知症とは違うような…」「水頭症では？」と言われました。念のため、脳神経外科にいっしょに行ってもらうことにしました。

Dr.から ひとこと

水頭症は、ふだんから本人とよく接している周囲の人が気づくことも少なくありません。いつもと違うな……と思ったら、受診してみてください。

❺ タップテストで水頭症と診断

脳神経外科で検査を受けたところ、タップテストで非常に歩きやすくなり、水頭症と診断されました。水頭症の治療には手術しかないといわれ、手術を受けるか迷いました。

Dr.から ひとこと

水頭症には手術しか治療法がないと伝えると、驚く患者さんも多いもの。比較的簡単で安全性の高い手術ですから、安心してください。

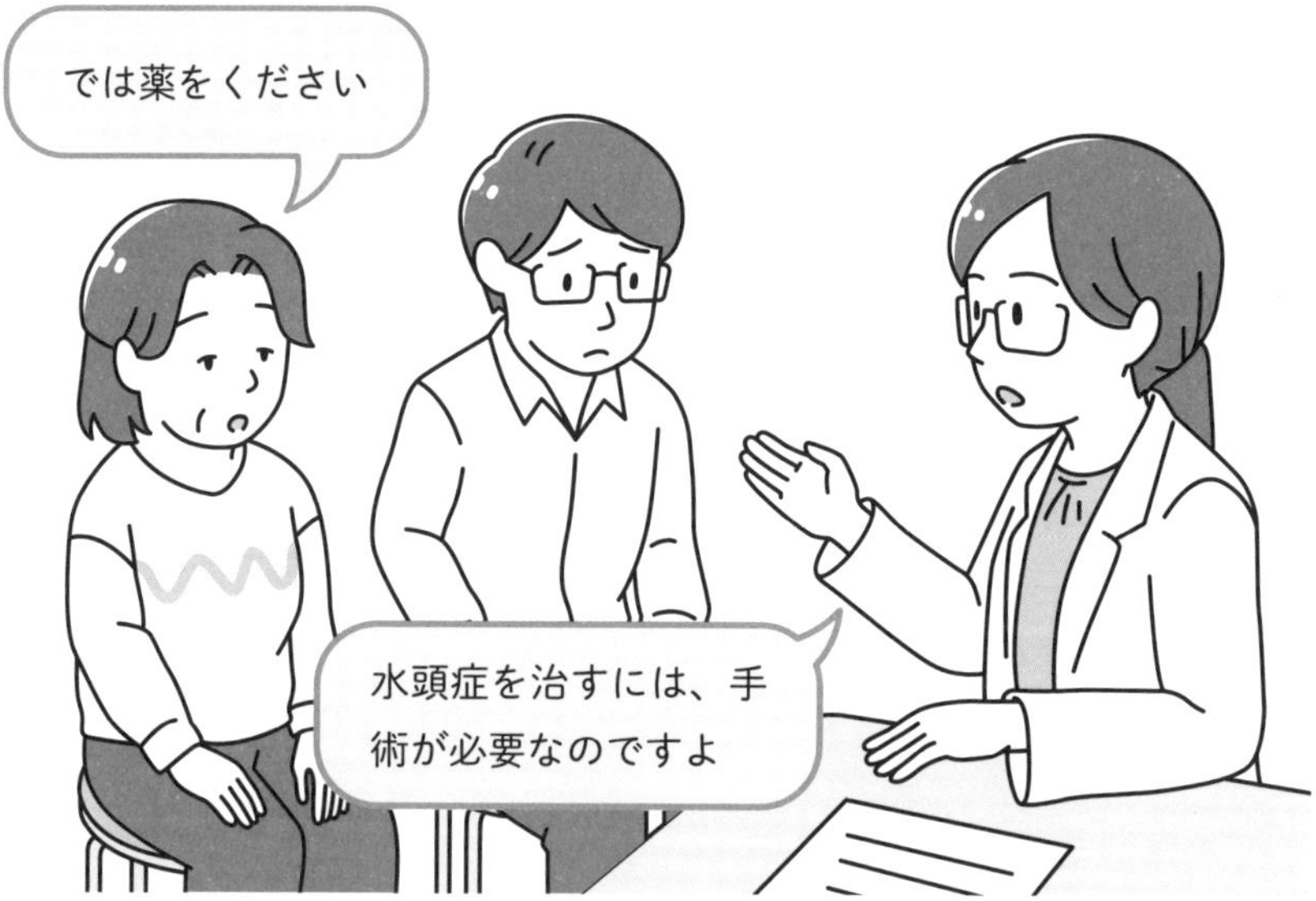
では薬をください
水頭症を治すには、手術が必要なのですよ

❻ ひとり暮らしを続けるために手術を決断

タップテスト後に帰宅したところ、暮らしやすさを感じました。仕事とひとり暮らしを続けるためにも、手術を決断。手術前の診察や検査には、家族が交替で付き添ってくれました。

⑦ 手術で症状がなくなり安心

無事に手術を受けることができ、入院中に症状が改善しました。転びにくくなり、尿失禁のおそれもなくなったので、Ｃさんも家族も安心しました。

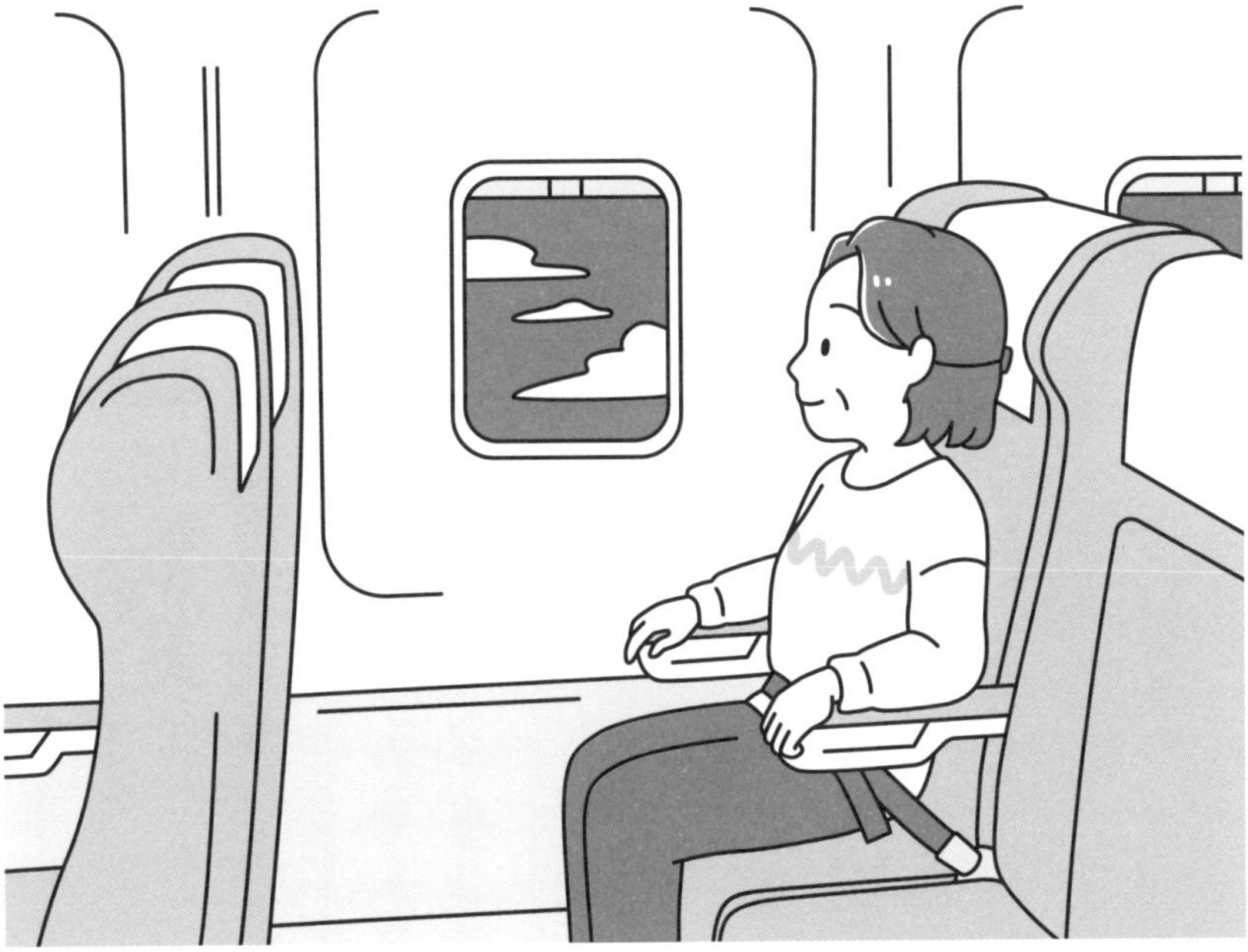

⑧ ひとり暮らしを続けられるように

退院後、ひとり暮らしに戻りました。Ｃさんは仕事にも復帰でき、定年まで勤めました。新幹線や飛行機に乗って息子や娘の家へも遊びに行けるようになり、活動的にすごしています。

Dr.から ひとこと

手術後は症状が改善し、公共交通機関での移動が楽になります。一人で新幹線や飛行機に乗って旅行する人もいます。

シャント手術で髄液の流れをよくする

髄液《ずいえき》は脳室で常につくられています。髄液を減らせば水頭症の症状が改善することは、タップテストなどで確認できますが、髄液を減らす薬などはありません。タップテストのような一時的なものではなく、常に適量の髄液を排出する方法をとる必要があります。

そこで「髄液シャント術」という手術をおこないます。手術では、「シャント」と呼ばれる器具を体内に入れ、髄液を排出する通路をつくります。シャントは、「カテーテル」という管と、髄液の排出量を調節できる「バルブ」という器具からなります（左記参照）。脳から脊髄《せきずい》にかけてたまりすぎた髄液を、シャントを通じておなかなどに排出することによって、脳の圧迫をなくし、症状を改善させるのです。

手術というと、患者さんや家族はためらうかもしれませんが、髄液シャント術は比較的簡単な手術で、安全性と効果が科学的に証明されています。85歳の患者さんでも、条件が合えば受けることができます。手術を受けた人と手術せずに運動療法だけをおこなった人の認知機能を比べたとき、3ヵ月後には手術を受けた人のほうが大幅に改善していました。だからといって、急いで手術を受ける必要はありません。運動療法だけをおこなった人も3ヵ月遅れて手術を受けたところ、1年後には最初に手術を受けた人と同程度に認知機能が改善したことがわかっています（155ページ参照）。

シャントのしくみ

シャントは、下記のようなしくみをしています。一度体内に入れたら、基本的に一生使うことができます。

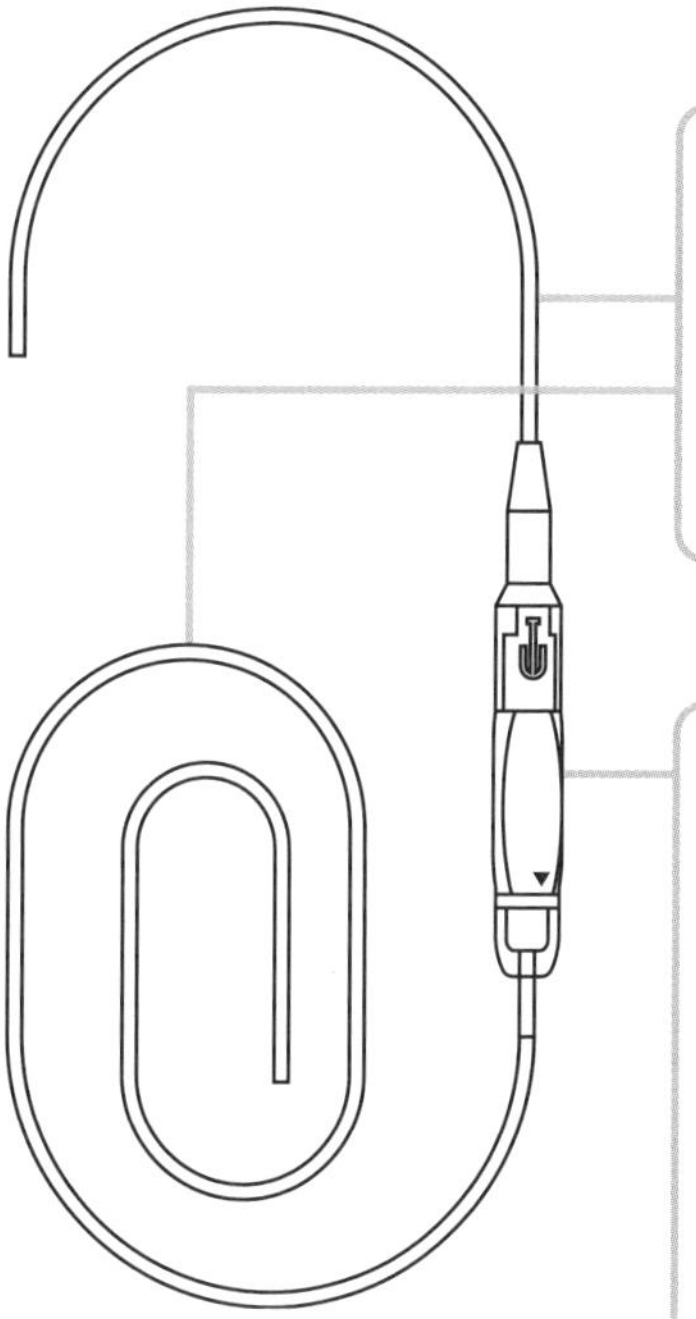

カテーテル

体内に入れる管。柔らかく細いので、体内に入れても違和感がほとんどない。シャントでは2本使われている

バルブ

非常に小さな器械が入った精密機器。髄液を一定の圧で流す弁と、髄液を少量貯める槽からなる。複数の種類がある。専用の機器を使うことで、体の外から髄液の排出量を調整できる（90ページ参照）

シャントにはさまざまな種類がある。上記はL-Pシャント（92ページ参照）のひとつ

シャントのバルブで髄液の排出量を決める

バルブは、髄液が流れる方向や髄液の排出量を決めるもので、シャントの方法によって、基本的に腰や耳のうしろに設置されます。脳と脊髄の髄液が増えすぎて圧力が高くなると、バルブを通じて過剰な髄液を一定方向に流してくれます。

髄液の適切な量には個人差があり、多すぎても少なすぎても頭痛などを起こします。もともと特発性正常圧水頭症の患者さんの脳圧は正常なので、バルブの圧力は非常に繊細な調整が必要になります。現在最もよく使われているバルブは「圧可変式《あつかへんしき》」といって、バルブの圧力を変えることで髄液の排出量の調整ができます。ほかにも、「抗サイフォンデバイス」「重力デバイス」など、髄液を排出しすぎないように防止するしくみがついているものもあります。大きさは数cmしかありませんが、非常に高性能な精密機械です。

バルブの圧力は、医師が専用の機器を使うことで、体外から変更できます。バルブには圧力を示す目盛がついていて、エックス線を用いることで体外から確認することができます。専用の機器は磁気で圧力を調整しているため、ＭＲＩ検査の機器や磁気ネックレスなど強い磁気を発するものが近くにあると、バルブの圧力が変更されてしまうことがあります。近年はＭＲＩ検査機器などに影響されないバルブも使われているので、主治医に確認しましょう。一方、携帯電話などの電子機器、冷蔵庫などの家電製品にはあまり影響されないので安心してください。

バルブの調整

シャントは、一度入れたら終わりではなく、手術後も髄液の流量を微調整できます。髄液の流量を管理しているのがバルブ。レントゲン室で目盛を確認しながら調整します。

トランスミッター

バルブを調整する器具。磁気を使って、体の外からバルブを調整できる。バルブの目盛は、エックス線検査で確認できる

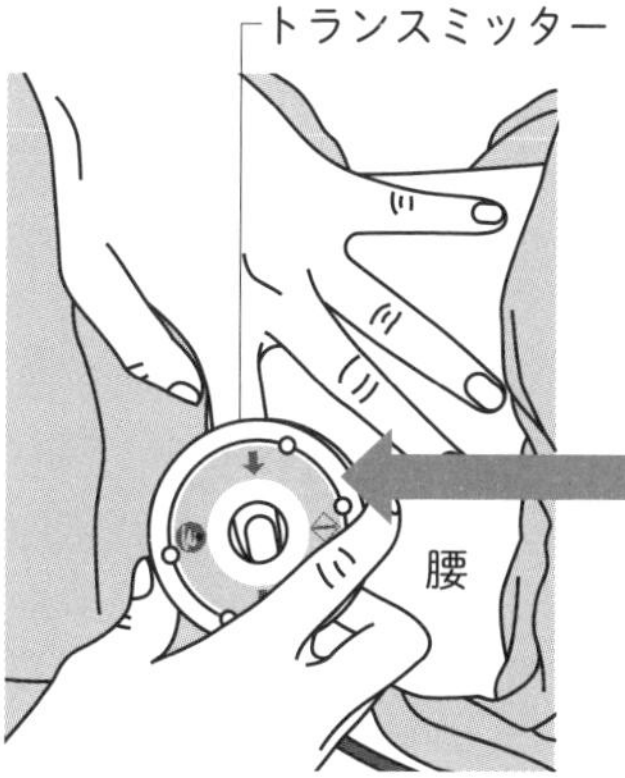

エックス線を使うため、エックス線透視室（レントゲン室など）でおこなう

横から見ると……

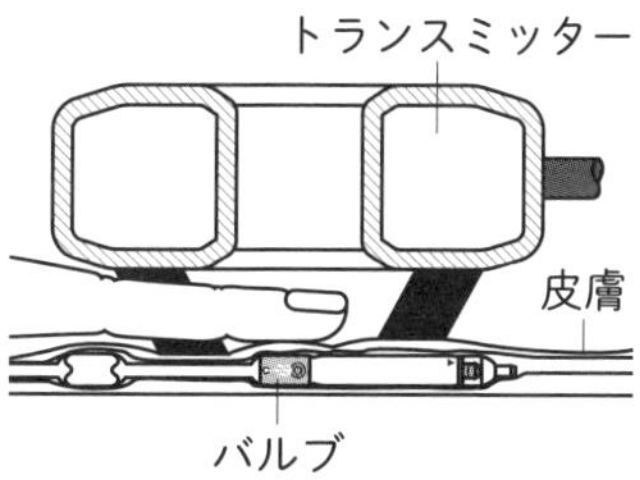

バルブ

背骨からおなかにかけてシャントを入れた場合、腰かわき腹にバルブが入っている。医師が指でバルブの位置を確認し、トランスミッターで調整する

脳室や腰椎からおなかへ管を通す

髄液シャント術は、主に3種類の方法があります。シャントを埋め込む部位がそれぞれ異なります。

L《エル》-P《ピー》シャント……腰からおなかにかけてシャントを入れ、腰の背骨（腰椎《ようつい》）のあいだから髄液を抜き、おなか（腹腔《ふくくう》）へ排出させる方法です。交通性水頭症（特発性正常圧水頭症、続発性正常圧水頭症）の場合に受けることができます。3つの手術方法のなかで最も体の負担が軽いので、特発性正常圧水頭症に対する治療法として主流です。

おなかには、内臓の表面を覆っている「腹膜《ふくまく》」があります。腹膜から腹水《ふくすい》という水分が分泌され、内臓を潤し、再び腹膜へと吸収されています。腰椎からおなかへ髄液を排出することで、髄液も腹膜から吸収されるようになります。

V《ブイ》-P《ピー》シャント……脳室にシャントを入れて髄液を抜き、おなかから髄液を排出させる方法です。脳室にカテーテルを入れたあと、首や胸の皮膚の下を通って、おなかまでシャントを通します。交通性水頭症と非交通性水頭症（42ページ参照）のどちらでもおこなえる方法で、世界的によくおこなわれています。

V《ブイ》-A《エー》シャント……脳室にシャントを入れて髄液を抜き、心臓（心房《しんぼう》）へ髄液を排出させる方法です。交通性水頭症と非交通性水頭症のどちらでもおこなえる方法ですが、近年は全国で約2％程度と、限られた人にのみおこなわれています。

髄液シャント術の種類

髄液シャント術は、シャントを皮膚の下に入れ、増えすぎた髄液をほかの部位へ流す方法。シャントを埋め込む部位によって、3種類あります。

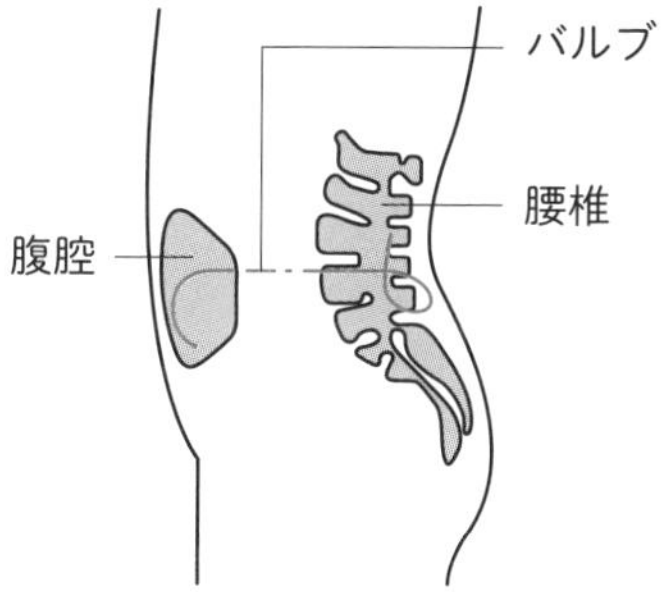

◀ **L-P シャント（腰椎-腹腔シャント）**
腰椎から腹腔へシャントを入れる方法。頭を手術する必要がなく、ほかの方法に比べて体の負担が比較的軽い

V-P シャント（脳室-腹腔シャント） ▶
脳室から腹腔へシャントを入れる方法。脳室に専用のカテーテル（脳室カテーテル）を入れて、おなかへ髄液を流す

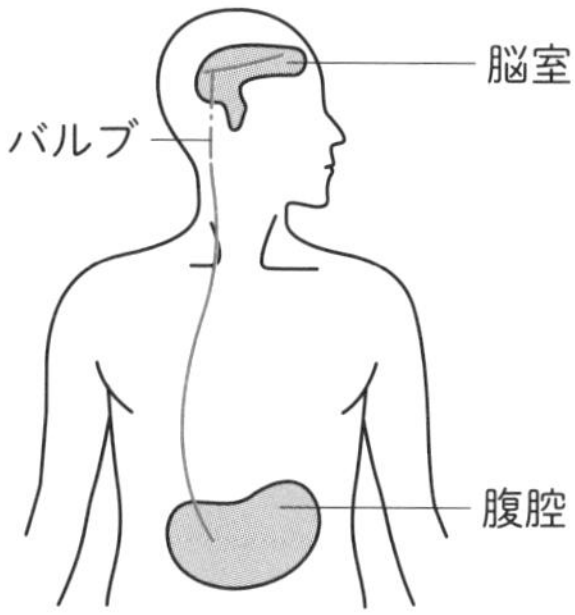

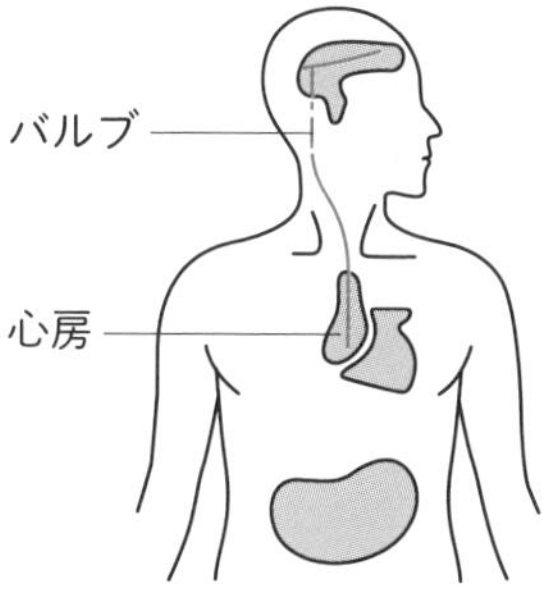

◀ **V-A シャント（脳室-心房シャント）**
脳室から心房へシャントを入れる方法。心房とは心臓の部位のこと。血液がシャントを逆流するおそれはない

検査で適した手術方法が選ばれる

3つの手術方法は、どれも治療の効果が同等であることがわかっています。高齢者の場合、一般的によくおこなわれるのはL－Pシャントです。頭を手術しないため、ほかの方法に比べて体の負担が比較的少なく、お年寄りの患者さんに最初に選ばれることが多い手術なのです。2012年の全国調査では、髄液シャント術のうち約55％がL－Pシャントで、高齢化の影響を受けてその後も増加していることが見込まれています。

一方、高齢になると変形性脊椎症《せきついしょう》や脊柱管狭窄症《せきちゅうかんきょうさくしょう》など脊柱の病気を抱えている人も多く、腰椎穿刺《ようついせんし》（70ページ参照）がむずかしいケースが多くなります。とくに脊柱管が狭く、脳と脊髄《せきずい》のあいだで髄液の充足が妨げられている場合は、L－Pシャントが受けられないこともあります。このように、患者さんの状態によって適する方法が異なるため、手術前に検査し、手術方法が決定されます。

手術前に受ける検査は、腰のCT検査と脊椎MRI検査です。撮影した画像データをコンピューターで解析して3D画像にし、腰の変形の程度や脊柱管狭窄の有無を調べます。首から腰のどこかに脊柱管の狭窄があったり、中・長期的にみて手術が必要になりそうな変形があったりする場合は、L－Pシャントが受けられず、V－Pシャントが選ばれます。また、過去におなかの手術を受けたり腹膜炎《ふくまくえん》などを起こしたりしたことがある場合は、V－Aシャントになることがあります。

手術前に脊椎の画像検査をおこなう

お年寄りに適しているのは、L-P シャント。腰椎から腹腔へシャントを入れるため、手術前に画像検査を受けて、脊椎を調べておく必要があります。

▼術後の CT 写真

手術前に脊椎を調べ、変形などがないかを確認する。変形があまり大きくなければ、このように腰椎にシャントを入れ、腹腔へ通すことができる

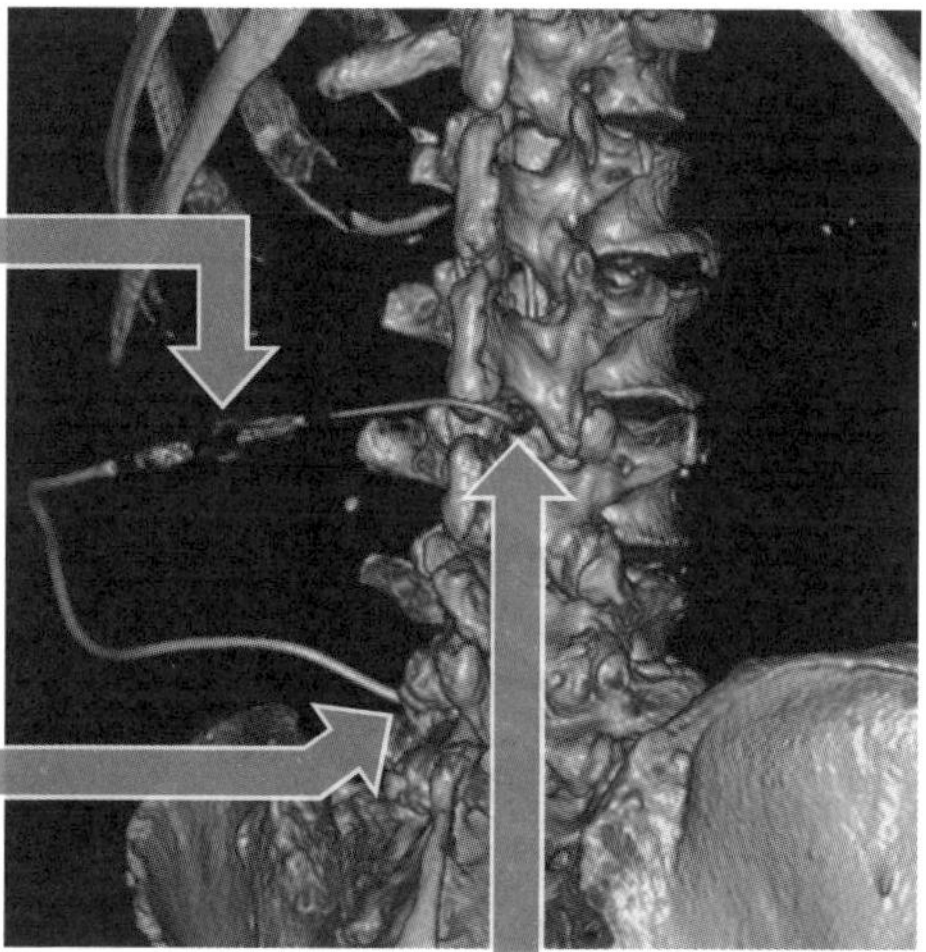

バルブが、腰（背中）の皮膚の下に入っている

おなかへとカテーテルが続く

背骨のすき間からカテーテルが挿入されている。術前に背骨に棘などの変形が見られると、L-P シャントではなく V-P シャントが選ばれる

全身麻酔に耐えられるかも確認する

手術は全身麻酔でおこなわれます。高齢になると、肺や心臓などの病気があったり加齢にともなって機能が低下したりして、全身麻酔に耐えられるほどの体力がない場合もあります。そのため、体が麻酔に耐えられるかどうか、血液検査や呼吸機能検査、心電図検査をおこない、必要に応じて心臓超音波検査もおこなって全身状態を評価されます。

また、麻酔科医の問診や診察も受けます。問診では、「本人や家族が麻酔や手術を受けたことがあるか」「心臓、肝臓《かんぞう》、腎臓《じんぞう》、肺などの臓器の病気、アレルギーなどの病気があるか」「高血圧や糖尿病などで、現在服用している薬があるか」「グラグラしている歯があるか、入れ歯（義歯《ぎし》）があるか」「口を大きく開けられるか」「首を曲げたときに痛みなどがあるか」などをたずねられます。また、診察で口の中をみたり、背骨や関節の動きをみたりします。

全身麻酔時は、口を大きく開けて首を反らし、口からのどにかけて呼吸を補助する管を入れます。そのため、手術中に歯が欠けたりぜんそく発作が起こったり、首を反らすことで術後に腕などにしびれが残ったりする可能性があります。患者さんの体の状態や手術内容を把握して、手術後に元通りに戻れるように、麻酔科医が麻酔の使いかたを計画してくれます。

また持病をもつ人では、たとえば血栓《けっせん》を防ぐため血液をサラサラにする薬をのんでいる

水頭症の手術が可能な条件

1. 水頭症の歩行障害、認知障害、排尿障害のどれか1つ以上が現れていること
2. 画像検査で脳室の拡大など、水頭症の特徴が確認できていること（68ページ参照）
3. タップテストで症状の改善が確認できていること（70ページ参照）
4. 全身麻酔に耐えられる体力があること

L-Pシャントを選ぶ場合は、1〜4に加え、さらに脊柱管の狭窄や脊椎の著しい変形がないという条件が必要

ような場合は出血が止まりにくくなります。その場合は、手術前に薬の服用をやめる必要があり、休薬のリスクも検討しなければいけません。水頭症と持病の主治医に相談して、薬の服用方法を確認してください。

手術が決まったら、禁煙することも重要です。タバコを吸っていると、手術の傷の治りが悪く、手術後の感染症（104ページ参照）の確率が高まることがわかっています。咳やたんも多くなるため、手術後に肺炎を起こしやすくなります。

脊柱管狭窄がなく、体が全身麻酔に耐えられる状態であれば、年齢には制限がありません。85歳以上で手術を受けた人も、症状が改善して自立した日常生活を送っています。

1～2時間程度の手術で治療できる

タップテストは診察室や処置室などでおこなわれますが、治療は手術室でおこなわれます。どの手術も1～2時間程度で、L《エル》－P《ピー》シャントは40～45分ほどですむこともあります。ここではL－PシャントとV《ブイ》－P《ピー》シャントの方法について解説します。

L－Pシャントの方法

L－Pシャントでは、背中、左側のわき腹、おなかの3ヵ所を切開しておこないます。

まず右を下にして横向きに寝た姿勢で腰椎《ようつい》を専用の針（穿刺針《せんしばり》）で穿刺します。針から髄液《ずいえき》が出てくるのを確認したら、針を通じて脊柱管《せきちゅうかん》にカテーテルを挿入します。カテーテルから髄液が十分に出てくるのを確認したら、針の真上をメスで数cm程度切開し、背中にバルブを埋め込むスペースをつくってから、針を抜きます。

切開した部分から左わき腹にかけて、皮膚の下にカテーテルを挿入するためのトンネル状の器具を差し込み、カテーテルを左わき腹まで通します。カテーテルから髄液がきちんと出るのを確認したら、カテーテルを残して器具だけを抜きます。バルブを背中の皮膚の下に埋め込んだら、背中の切開部分をぬいます。次に手術ベッドを傾けて、ほぼ仰向けに姿勢を変え、おへその左側を3cm程度切開します。カテーテルを挿入する器具を、わき腹からおなかの切開部分まで差し込んで、カテーテルを皮膚の下に通します。カテーテルか

L-P シャントの方法

L-P シャントは、背中からおなかにかけてシャントを入れる方法。体の左側を通すのが一般的です。

1

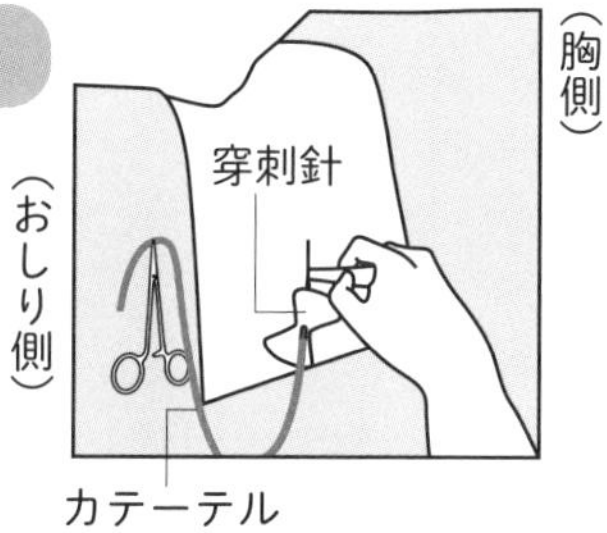

穿刺針で腰椎を穿刺する。穿刺針からカテーテルを入れ、穿刺針の上を切開する

2

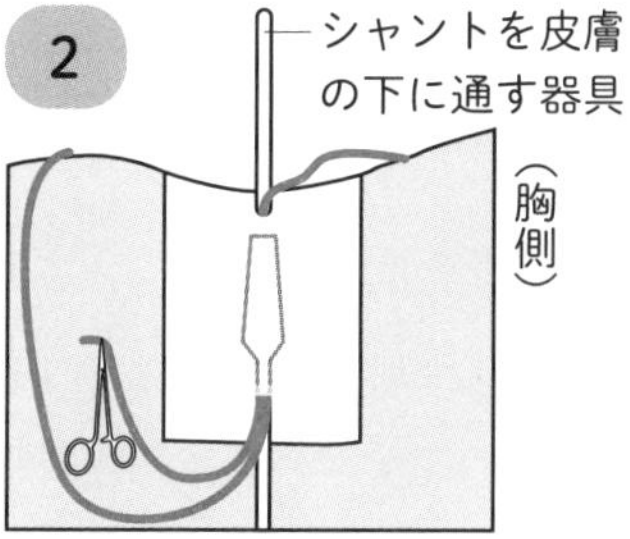

脇腹を数 cm 切開する。専用の器具で皮膚の下にシャントを通す

3

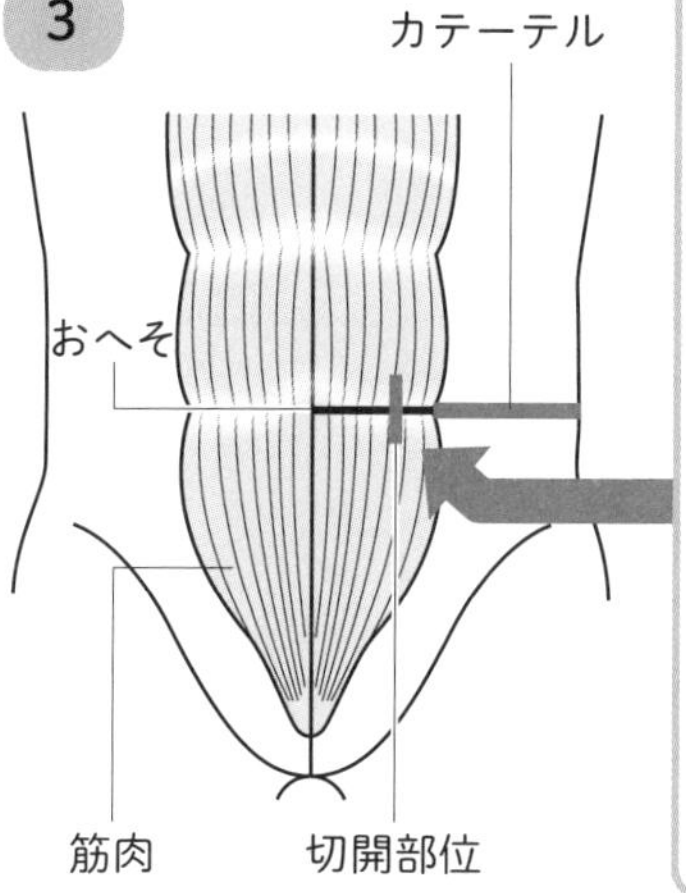

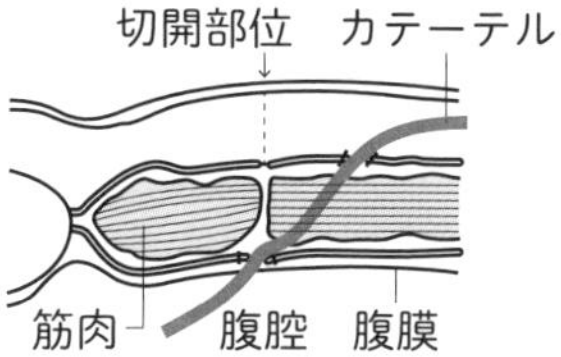

おへその左側を数 cm 切開する。再び器具で皮膚の下にシャントを通し、腹腔へシャントの先を入れる。カテーテルは皮膚の下を通し、腹腔へと入れたら、切開部位を縫う

ら髄液が出るのを確認したら、器具を抜きます。おなかの中にカテーテルの先端を25cmほど入れ、カテーテルを留置します。おなかの中に入れるカテーテルは押し出されて抜けてくることがあるので、筋肉の中を斜めに通してトンネルを作り、抜けないようにする工夫をしています。切開した部分を縫合します。

V-Pシャントの方法

V-Pシャントでは、頭、首（耳のうしろ側）、胸、わき腹、おなかを切開しておこないます。頭部切開のために、部分的に頭髪を剃《そ》ることがあります。前頭部を切開する方法がスタンダードですが、見た目や美容の点から後頭部の切開が選ばれることもあります。

まず、右側の前頭部または後頭部を3cm程度切開し、頭蓋骨《ずがいこつ》に1円玉サイズの孔《あな》を開けます。硬膜《こうまく》など脳を包む膜を切開し、超音波検査の器機を使って脳室の位置を確認しながら脳室にカテーテルを挿入して、カテーテルから髄液が出ることを確認します。右耳のうしろ側を数cm切開して、バルブを埋め込みます。次に、左のわき腹を数cm切開します。耳のうしろ側から胸まで、カテーテルを挿入するトンネル状の器具を差し込み、皮膚の下にカテーテルを通し、カテーテルを残して器具を抜きます。同様に、胸からおなかへとカテーテルを通します。そして、脳室カテーテルとバルブ、皮膚の下に通したカテーテルをそれぞれ接続し、髄液が流れ出てくることを確認します。

最後におへその右側を数cm、腹腔まで切開して、わき腹からおなかまでの皮膚の下

V-P シャントの方法

V-P シャントは、頭の前側を切開する方法と、うしろ側を切開する方法があります。ここでは頭の前側を切開する方法を解説します。体の右側を通すのが一般的です。

1

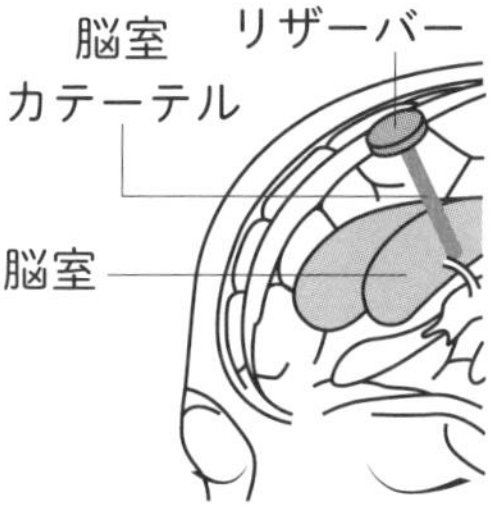

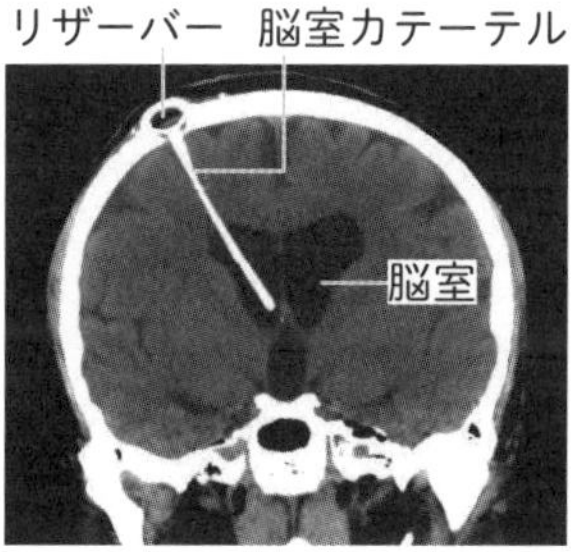

頭の前側を切開し、頭蓋骨に孔を開け、脳室にカテーテルを通す。手術後にシャントを管理するための器具（リザーバー）を留置する

2

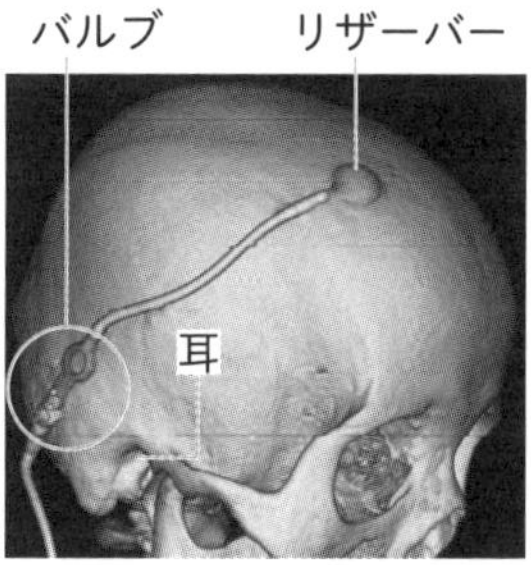

頭の皮膚の下にカテーテルを通し、耳のうしろを切開してバルブを留置する。首から胸へカテーテルを通す

3

胸からおなかへカテーテルを通す。L-P シャントと同じようにおなかを切開して、腹腔内へカテーテルの先を入れる

にカテーテルを通し、髄液が流れ出てくるのを確認します。腹腔内にカテーテルの端を25cmほど挿入し、腹膜とカテーテルをぬいつけ、カテーテルを留置します。切開した部分をぬって閉腹します

手術後は10日程度入院して様子をみる

一般的に、手術の前後は10日程度の入院が必要で、体を回復させながらリハビリや検査をおこないます。何らかの症状があったら、医師や看護師に伝えましょう。

手術当日……手術後は、点滴の管や尿道《にょうどう》カテーテル（排尿するための管）、心電図などの検査器機が装着されています。すぐにエックス線検査を受けますので、主治医や検査技師の指示にしたがってください。病室に戻り、安静にします。食事をとることはできませんが、水は主治医と麻酔科医の許可があれば飲むことができます。

手術後24時間は、合併症（104ページ参照）が起こる可能性を考慮して、注意深く様子をみます。手術後に痛みがある場合は、鎮痛薬などを処方されたりして、軽減します。頭やおなか、背中にガーゼを当てることで、手術の傷口を覆い、細菌感染を予防します。

手術翌日……昼から食事をとることができます。血液検査やCT検査、エックス線検査を受けます。問題がなければ点滴や尿道カテーテル、心電図などを外します。看護師の見守りのもと、座ったり立ったり歩いたりし始めますが、髄液がシャントを過剰に流れることで頭痛や吐き気などが起こる（低髄圧症候群《ていずいあつしょうこうぐん》、106ページ参照）可能性があるため、

症状が現れたら看護師に伝えましょう。

手術2〜6日目……主治医の許可が出たら、病棟内を歩くなどのリハビリを始めます。安静にしすぎると体力が低下してしまうので、それを予防します。ただし手術直後は体調の変化が生じやすいので無理は禁物です。重症の水頭症だった人は、歩行機能が低下しているため、理学療法士の指導を受けることがあります。理学療法士の指導にしたがって、リハビリを進めましょう。

　入院中は、歩行テストや認知機能検査で症状が改善しているかどうかを確かめます。また、CT検査などの画像検査を受け、脳に出血（硬膜下血腫《こうまくかけっしゅ》など）が起きていないか、脳室やくも膜下腔《かくう》の大きさに変化があるかどうかなどを調べます。バルブの圧力の調整も、入院中におこなわれます（90ページ参照）。

手術後7〜10日目……血液検査などをおこないます。手術後、1週間程度で抜糸《ばっし》または抜鉤《ばっこう》（傷口を止めているホチキスのような器具を抜くこと）がすめば、シャワー浴ができるようになります。主治医や看護師から退院後の指導を受けて、退院します。

退院後も、自宅で術後の状態と症状の変化を続けます。治療や入院、歩行障害によって体力や筋力などが衰えているので、主治医の指示にしたがい、運動療法で体力などを回復させていきましょう。

手術にはリスクがあることも知っておこう

病気や治療が原因になって現れる病気を「合併症」といい、水頭症の場合は合併症が手術の主なリスクとなります。水頭症の手術では、合併症の発生はあまり多くありません。高齢者の場合はリスクが比較的高くなる傾向があり、シャントに関連した合併症は10～18％に起こるとされています。

手術後すぐに起こりうる合併症

手術直後に起こりうる合併症には、次のようなものがあります。

感染症……傷口からの細菌感染などで炎症が起こると、皮膚が赤くなったり、腫れたり痛みが現れたりします。傷口だけでなく、シャントが通っている部分の皮膚にも起こります。

髄膜炎《ずいまくえん》……感染が髄膜にまで及び、髄膜炎が起こることがあります。38℃以上の高熱や激しい頭痛、項部硬直《こうぶこうちょく》（左図）が症状です。頭痛にともなって嘔吐する人もいます。頭痛は、頭を動かしたときに悪化します。悪化するとけいれんや、頭蓋骨《ずがいこつ》内部の圧力が高まることによる意識障害が起こります。

腹膜炎《ふくまくえん》……カテーテルを留置した腹膜に感染が起こって発症します。腹膜炎が起こると、発熱と急激な腹痛が現れ、腹筋が板のように硬くなったりします。

髄膜炎の場合、項部硬直といって、首を曲げようとすると痛みが起こり曲げられなくなる

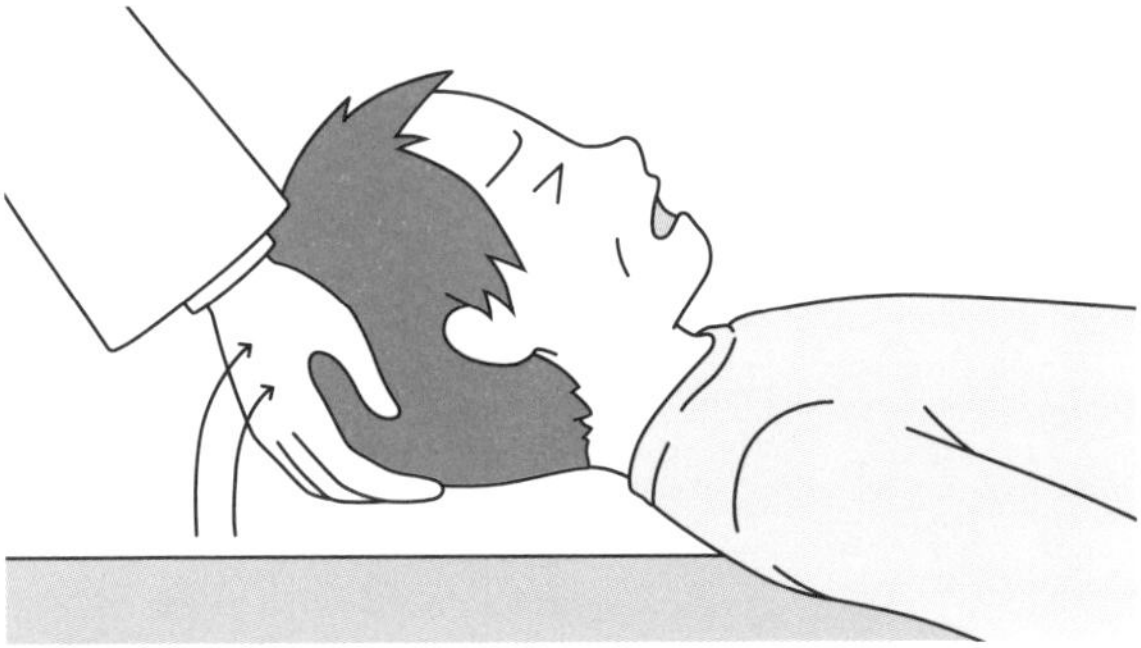

髄膜炎や腹膜炎は、重症になると命にも危険が及びます。これらの感染症を防ぐために、手術中や手術後には「抗生物質（細菌を攻撃し、細菌増殖を抑える薬）」を適切に使います。

それでも悪化してしまったら、手術で入れたシャントを抜き、感染症の治療を優先しなければいけないこともあります。感染が治まったら再び手術でシャントを入れ直します。

これら感染のリスクはあまり高くありません。また、例えば虫垂炎《ちゅうすいえん》から腹膜炎が起こってシャント部にも達するなど、手術とは無関係の原因でシャントに影響することもあります。シャント部への感染や炎症は、シャントが入っているかぎり注意が必要です。

最も重大な合併症は硬膜下血腫

水頭症の手術で最も起こりやすい合併症は、髄液《ずいえき》の排出しすぎによる「低髄圧《ていずいあつ》症候群」です。シャントは、バルブの圧力を設定することで、髄液の排出量を調整しています（86ページ参照）。患者さんに適した髄液排出量になるよう、手術前にバルブの圧力が設定されています。しかし、なかには髄液を排出しすぎてしまうことがあります。

L《エル》－P《ピー》シャントでは、寝たままでは髄液が排出されず、頭の位置が高くなると髄液が排出されます。バルブの設定がうまくいってない場合などには、立ったり座ったりしたときに髄液が減りすぎて頭蓋内の圧力が低下し、頭痛や吐き気、嘔吐などの低髄圧症候群症状が起こることがあり、この場合は、横になると楽になります。医師が、CT検査の脳室の状態や症状の現れかたをみながら、手術後も定期的にバルブの設定を微調整していきます。

髄液が急激に排出されすぎると、脳を包む硬膜《こうまく》とくも膜のあいだに出血が起こり、「硬《こう》膜《まく》下《か》血腫《けっしゅ》」が引き起こされることがあります。硬膜下血腫は、シャント手術の最も重大な合併症です。出血ではなく、髄液がたまってしまう「硬膜下水腫《すいしゅ》」が起こることもあります。血液や髄液のかたまりが脳を圧迫することで、脳が障害されてしまい、命に危険が及ぶこともあります。

ただし、血腫や水腫の多くは自然に軽快します。また、バルブの圧力を調整することで治る場合もありますが、血液や髄液の量が多ければ、血液や髄液をとりのぞく手術が必要

髄液シャント術後の硬膜下血腫とは

シャントによって髄液が急激に排出されすぎると、脳の表面にある血管が引っ張られ、血管が破れて出血する。血液が硬膜の下にたまり、脳を圧迫する

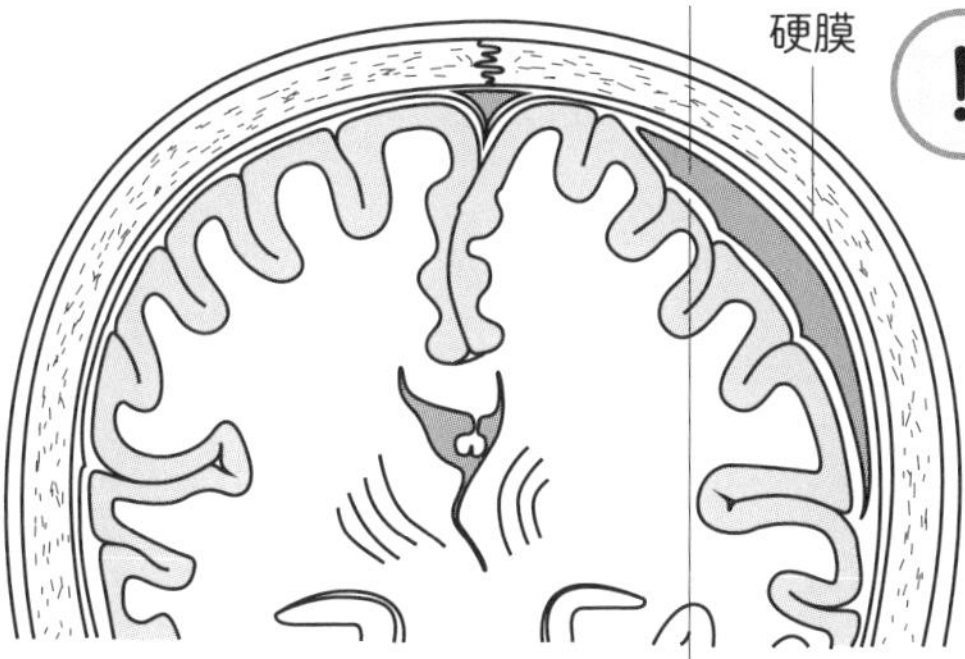

! 転倒にも注意

硬膜下血腫は、転んで頭を強くぶつけた場合などにも起こることがあるので、転倒には注意が必要

になることもあります。手術が必要となるのは1～2％ですが、後遺症もなく手術で治ります。近年は、ガイドラインで手術前のバルブの設定方法が示されたことで、手術が必要になるケースは減ってきています。

硬膜下血腫は、頭を強く打ったときにも起こることがあります。水頭症患者さんの場合は手術後、歩行が安定するまでに時間がかかるので、そのあいだに転ばないよう注意することも必要です。

シャントが正常に働かないこともある

合併症には、「シャント機能不全」もあります。シャント機能不全は、なんらかの原因でシャントが正常に働かなくなることです。使っているうちにカテーテルになんらかの異物がつまったり、背中やおなかから、カテーテルが抜けてしまったりすることもあります。転んでシャントの入っている部分を強く打つなどして、カテーテルが切れたり折れたりして起こることもあります。こうしたことでシャントが正常に働かなくなると、水頭症の症状が再び出現したり悪化したりします。

L《エル》－P《ピー》シャントとV《ブイ》－P《ピー》シャントの人がシャント機能不全を起こすきっかけになるものには、便秘や肥満があります（165ページ参照）。シャントのバルブは、患者さんの身長と体重をもとに、最適な圧力になるように設定されています。しかし、便秘や肥満になることでおなかの中の圧力（腹圧《ふくあつ》）が高まり、髄液の排出が悪くなってしまうのです。退院前に看護師から、便秘や肥満の危険性と、それを防ぐための生活の指導がおこなわれます。

シャント機能不全は、肥満や転倒などの明らかな原因がなくても起こります。いつでも起こる可能性があり、手術から数年たって起こることも少なくありません。リザーバー（101ページ参照）から詰まったものを吸い出したり、バルブの圧を変更したりすることで治ることもあります。それでも治らない場合や、カテーテルが断裂した場合は、カテーテルまたはシャント全体を入れ替える手術が必要になります。

シャント機能不全の主な理由

シャントの異常は、下記のようにさまざま。エックス線を使いながら、リザーバーという器具から薬を入れて、部位や原因を探ります。

●異物が詰まる

髄液はたんぱく質などを微量に含むため、カテーテルを長く使ううちに内部で成分が固まってしまうことがある。そうした異物がカテーテルを詰まらせる

●カテーテルが折れる・切れる・抜ける

カテーテルは皮膚のすぐ下を通っている。体外から大きな衝撃が加えられると、カテーテルが折れたり切れたりすることがある。激しい運動などをして、背中やおなかからカテーテルが抜けることもある

●バルブが壊れる

バルブは髄液の流れる方向や量を決めている。バルブが壊れると、髄液が正しく流れなくなる

自宅では、病院での指導を守って日常生活を送るようにする

高齢の人はせん妄対策も

手術後に、「せん妄《もう》」という精神障害がみられることがあります。せん妄は、髄液シャント術に限らず起こる合併症で、手術や環境の変化による混乱が原因の場合もありますが詳しくはわかっていません。とくに高齢の人で起こりやすく、入院中の高齢者の20～40％で起こるといわれます。注意力の低下、錯乱《さくらん》や幻覚、妄想など認知障害に似た症状が急に現れ、夜に現れたり悪くなったりするのが特徴です。現れる症状は患者さんによって異なり、夜眠れなくなったり昼夜が逆転したりする人もいます。

せん妄は一時的なもので、手術後数日たって急に現れ、1週間程度で徐々に落ち着きます。せん妄を起こしたら、現れた症状に合わせて薬を適切に使うなどして対応します。ただ、点滴の針や管を抜いてしまったり、あばれて転倒したりすると危険です。このため入院期間が長くなることもあります。

せん妄を予防、軽減するためには、患者さんも昼と夜のメリハリをつけるとよいでしょう。昼間は、病棟内や病院内を積極的に歩いたりして活動的にすごすことが、歩行障害のリハビリとせん妄の予防になって一石二鳥です。

脚の痛みが長引くこともある

また、髄液シャント術を受けた患者さんの数％に、「術後神経痛」が起こることがあります。術後神経痛は、手術による傷は治っているのに痛みだけが長引くことです。原因は

腰椎の中には神経が通っている

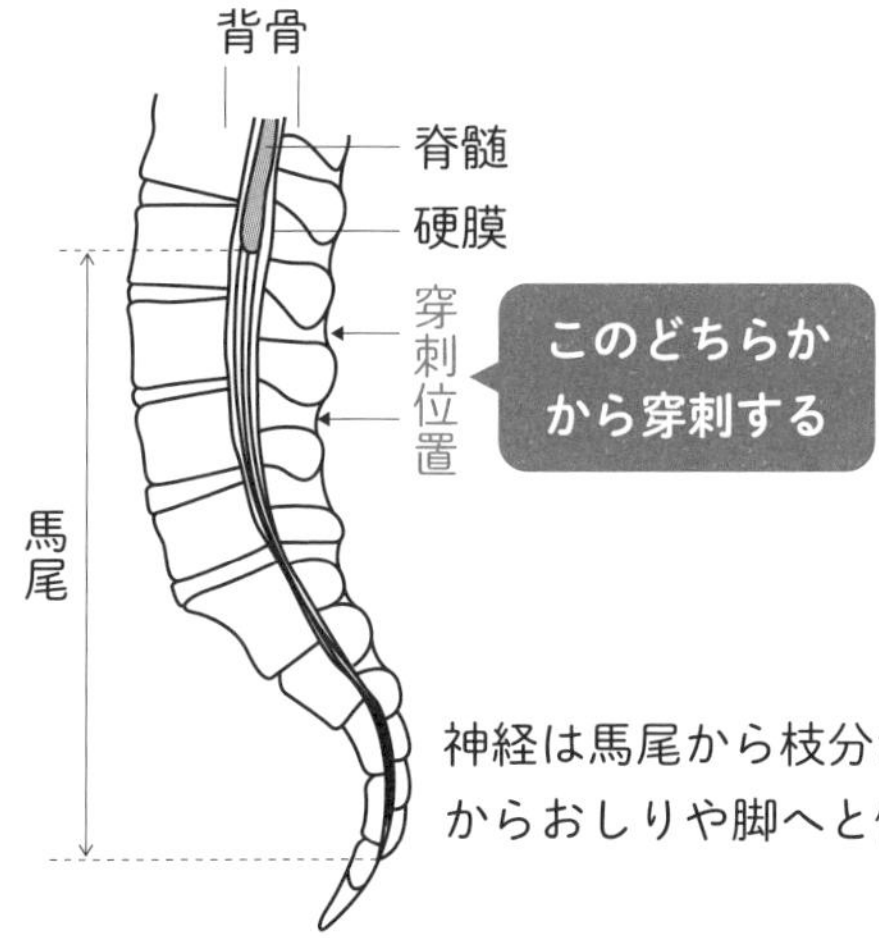

腰椎の中には、脊髄から続く「馬尾《ばび》」という神経の束が通っている。シャントのカテーテルは、通常、馬尾などの神経に影響しないように入れる

神経は馬尾から枝分かれして、背骨のすき間からおしりや脚へと伸びている

さまざまで、手術で細い神経が傷ついたことや、痛みの記憶や不安が不快な感覚を長引かせていることなどが影響すると考えられています。発生率は約3％程度ですが、その多くは時間とともに軽快します。

L－Pシャントの場合は腰椎《ようつい》に穿刺《せんし》したりカテーテルを挿入したりするため、腰椎の中を通る神経に影響し、脚に痛みが起こることがあります。これを「下肢《かし》神経痛」といいます。

術後神経痛の多くは、「プレガバリン」という神経痛を抑える薬をのむことで、1～2週間程度で改善します。改善しなければ、再び手術を受けてシャントを入れ直すこともありますが、ごくまれです。

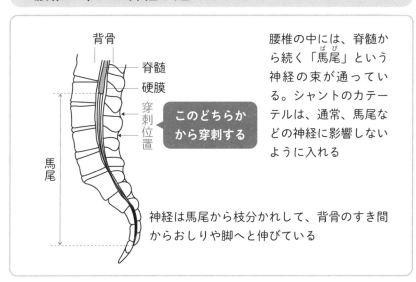

手術後は症状を確認しながらリハビリを

手術によって髄液《ずいえき》が適切に排出できるようになれば、症状は徐々に改善します。手術後、数日で改善する人もいれば、数週間、数ヵ月かけて改善する人もいます。タップテストでは認知機能などがあまり改善しなかった人も、手術後は改善することが少なくありません。

シャント（とくにL《エル》－P《ピー》シャント）は、寝ている状態ではほとんど髄液が流れず、立ったり歩いたりしているときに流れます。そのため、術後は主治医の許可が出たら、積極的に歩いてリハビリをすることが勧められます。術後初めて座ったり立ったりするときは、看護師の付き添いが必要ですが、歩行が問題ないと判断されたら、患者さん一人で歩くことができます。ただ、歩行の不安定さはしばらく残るので、入院中に歩くのが不安な場合は看護師の付き添いを依頼することもできます。

手術後は、シャントの効果が最大限に得られるよう、入院中にバルブを調整します。歩行テストや認知機能検査、ＣＴ検査を複数回おこない、それらの結果をみながら、医師がバルブを調整して髄液の流量を決めていきます。起き上がったときに、頭痛や吐き気などが起こる場合は、髄液が排出されすぎている可能性があります（106ページ参照）。症状が現れたらがまんせず、主治医や看護師に早めに伝え、対処してもらいましょう。

シャントをきちんと働かせるには

シャントの流量は、髄液圧だけでなく重力などの影響も受けるため、姿勢によって髄液の流量が変わります。基本的には、立ち座りの状態で最適な流量になるように設定されています。

寝たままの状態だと髄液は流れない ▶

寝た状態は、頭や背中からおなかへと重力に逆らって髄液を吸い上げる必要がある。髄液が流れにくい

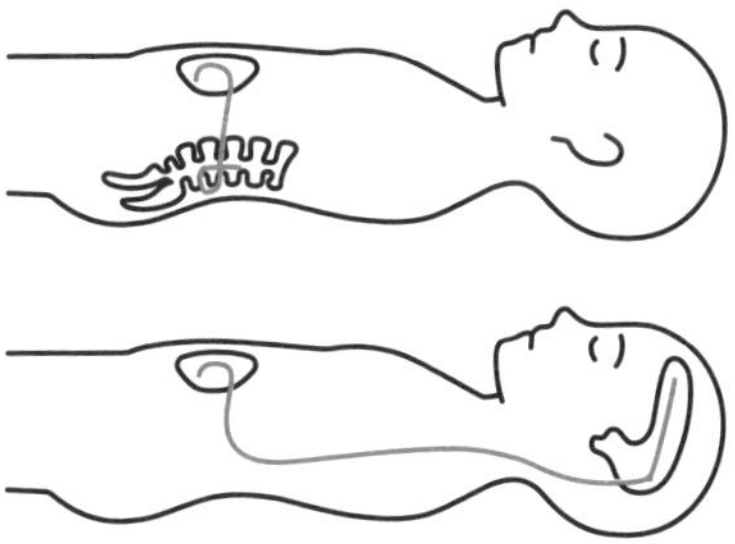

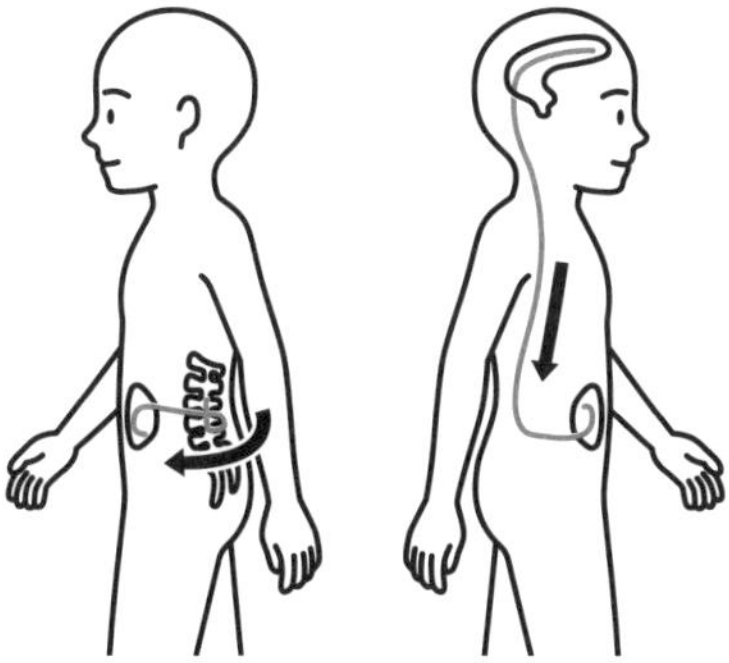

◀座る・立つ・歩くと髄液が流れる

頭が高い位置にあると、重力によって髄液が流れやすい。髄液が排出されすぎないように調整されている

術後の回復はゆるやかに進む

一般的に歩行障害や排尿障害はすぐ改善します。手術後、入院中に歩幅が広がって歩行速度が上がり、方向転換の際に必要な歩数も減ります。早く歩けるため、トイレに間に合わないことが減り、尿失禁も改善します。これらに比べて認知障害の改善はゆるやかで、個人差はありますが、一般的には手術後1週間くらいから改善する傾向があります。

症状がある程度改善し、傷が問題なく治っていて、合併症が起こる可能性が低くなったと判断されたら、退院することになります。歩行障害のうちすり足や歩行の不安定さ、また認知機能はゆっくり改善するので、退院後も引き続き定期的な受診とリハビリが必要です。定期検診でも、CT検査や歩行テストなどを受けて体の状態やシャントの状態を確認し、医師にバルブを調整してもらうことができます。

手術後の全体の改善率は、3～6ヵ月で39～81％、1年で63～84％、2年で69％、3～6年で60～74％程度と報告されています*。患者さんは高齢の方ばかりなので、ほかの病気の影響も受けますが、基本的にはシャントの効果が長く続くことを示しています。

症状ごとの改善率は、歩行障害が60～77％、認知障害が56～69％、排尿障害は約52％といわれています*。これらには、61ページのような水頭症特有の評価項目だけでなく、ほかの病気でもおこなわれている検査による結果が含まれるのですが、水頭症特有の評価項目を使うと改善率がよいようです。

*日本正常圧水頭症学会編『特発性正常圧水頭症診療ガイドライン第3版』メディカルレビュー社、2020年

手術によって、何不自由ないほど劇的に改善する人もいますが、一方で期待したほど改善しないという人もいます。水頭症の背景にあった認知症など別の病気の症状が、水頭症の改善により気になり始めることもあるでしょう。

しかし、少なくとも歩行が改善すれば、体力もつき認知障害の長期的な進行予防に役立ちます。歩くことで、脳により多くの刺激が与えられるようになり、それが脳のリハビリとなるためです。一人で歩けるようになることが、患者さんの自立を助け、家族の介護軽減につながります。失禁が減ることも大いに影響があります。

患者さんは、退院したら、積極的に外出するなどして活動的にすごし、引き続きリハビリに努めましょう。本人の歩行の不安定さなどは改善するまでに時間がかかりますから、家族は本人が転ばないよう、見守りを続けてください。しかし、本人が自分でできることが増えるので、介護の負担感も徐々に軽減するでしょう。

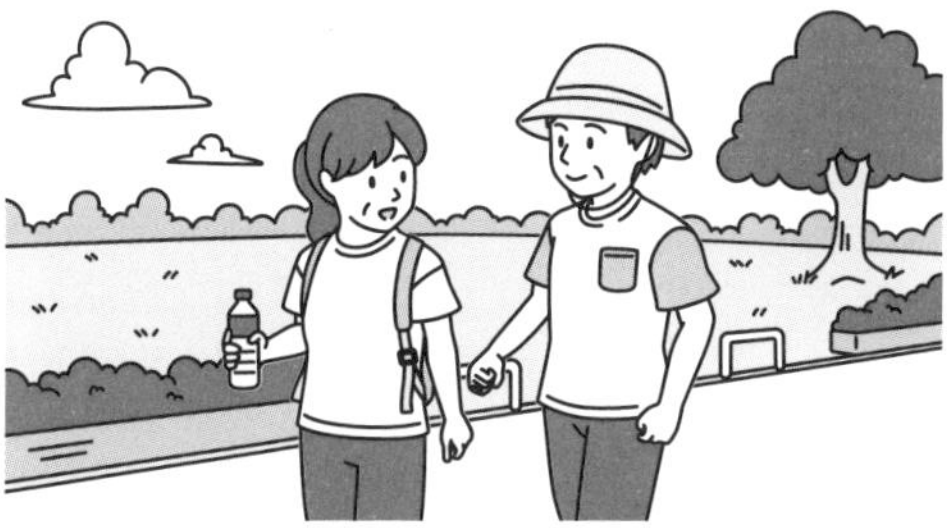

退院したら、医師や看護師の指導にしたがって生活する。積極的に外出することが脳と体のリハビリになる

Column

治療費の公的な助成を活用しよう

水頭症の治療は手術が中心ですから、費用は高額になりがちです。しかし、治療には検査の段階から健康保険や国民健康保険などの公的医療保険が利用できます。医療費の負担が、69歳までは3割、70～74歳までは2割、75歳以上は1割（70歳以上でも所得が現役並みの人は3割）になり、さらに高額療養費制度や限度額適用認定証などで、実際の自己負担額は軽くて済みます。

高額療養費制度は、ひと月に医療機関に支払った医療費が自己負担限度額を超えると、超えた分があとから戻ってくる（還付される）制度です。自己負担限度額は、年齢と所得によって異なります。一方、事前に医療費が高額になることがわかっていたら、限度額適用認定証が使えます。限度額適用認定証を提出すれば、窓口で支払う金額が自己負担限度額までになります。高額療養費制度と限度額適用認定証は、加入している健康保険の窓口で申請できるので、問い合わせてみてください。

ほかにも、医療費控除で税金の控除が受けられることもあります。医療費控除は、医療費のほか、医療機関までの通院費や入院時の部屋代・食事代なども対象です。確定申告が必要です。手術後に認知障害などの症状が残っているケースでは介護保険が利用できることもあります。

4章

治療に向けて転倒を防ぐ

水頭症になると、非常に転びやすくなるので、治療前に転ばないように対策をとることが重要です。また治療後の生活に備えて、食事を改善して転びにくい運動をおこない、筋肉の衰えを防ぎましょう。

Dさんのケース

手術直前に骨折し、手術が延期に

水頭症の診断から手術までには、およそ1ヵ月かかります。そのあいだ、転んで骨折する人も少なくありません。手術前に骨折してしまったDさんのケースを見てみましょう。

❶ 水頭症の症状が現れる

D さん（82 歳女性）は山登りが趣味でしたが、歩くのが遅くなり、転びやすくなったのでやめてしまいました。やがて頻尿や怒りっぽさも現れました。D さんはかかりつけ医に相談したところ、脳神経外科の受診を勧められました。

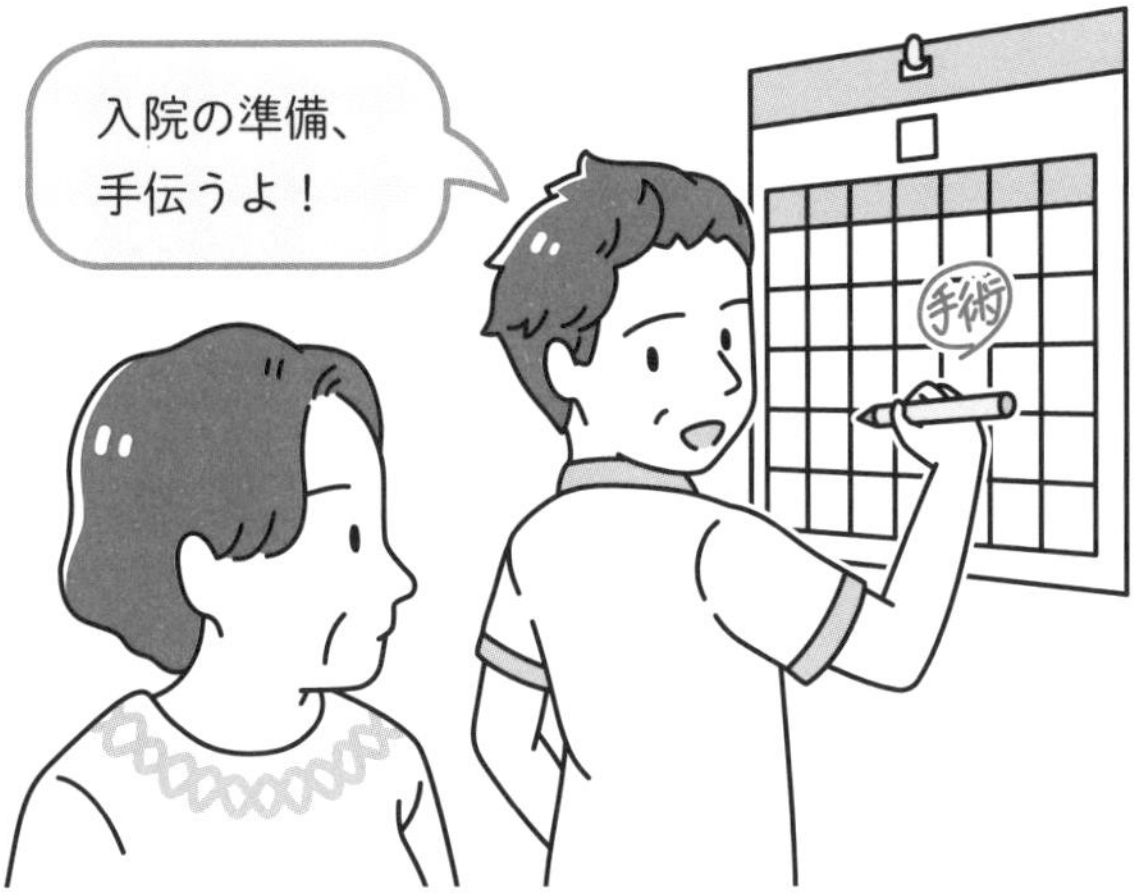

❷ 手術が 1 ヵ月後に決定

家族と脳神経外科を受診し、検査を受けたところ、水頭症であることがわかりました。今後のためにも手術を受けることに。手術は 1 ヵ月後に予定していました。

Dr.から ひとこと

一般的には、診断からおよそ 2 ～ 4 週間後に手術が予定されます。そのあいだ、手術のための検査を受けるなどして準備します。

③ 手術の直前に転倒

Dさんは、水頭症の手術の1週間前、外出先でひどく転んでしまいました。整形外科のクリニックを受診したところ、太ももを骨折していて手術が必要になり、水頭症の手術を受ける医療機関の整形外科へ入院しました。

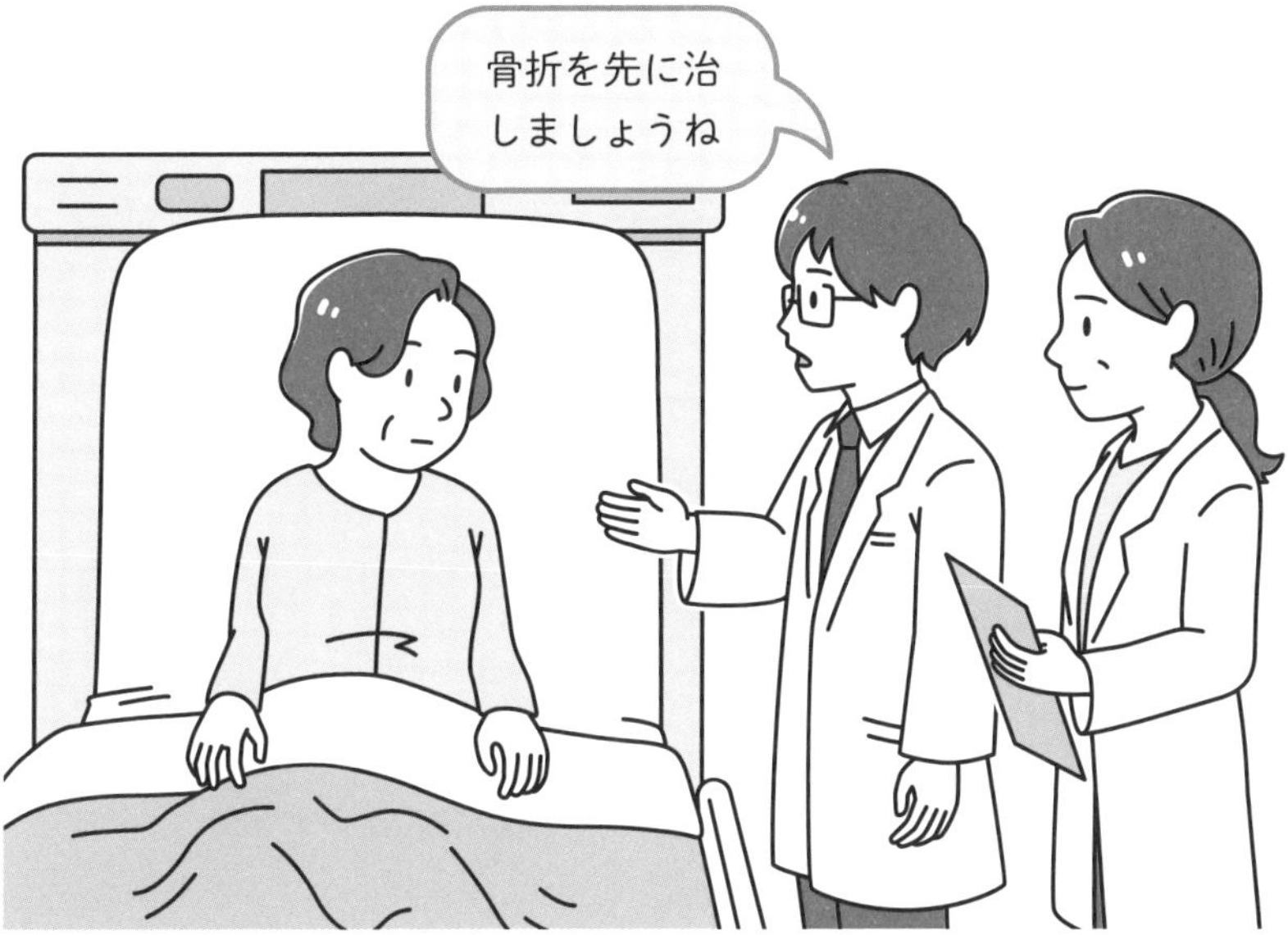

④ 手術を延期して骨折を治療

入院すると、水頭症の主治医と骨折の主治医が病室に来てくれました。水頭症の手術は1ヵ月延期し、骨折の治療を優先することに。転倒から2日後、股関節を人工関節に入れ替える手術を受けました。

Dr.からひとこと

水頭症の治療は急がなくても大丈夫ですが、骨折はできるだけ早い治療が必要です。骨折したら、水頭症の治療よりも骨折の治療が優先されます。

❺ 骨折が治ったので退院

手術の翌日からリハビリを開始。1週間ほどで問題なく歩けるようになりました。Dさんはまた転ぶのが嫌だったので、水頭症の治療まで入院させてほしいと頼みましたが､むずかしく、いったん退院しました。

Dr.から ひとこと

病院の規則として、この場合は骨折の治療後、いったん退院する必要がありました。ただし、退院できない特別な事情があれば、相談に応じられることもあります。主治医や看護師に相談してください。

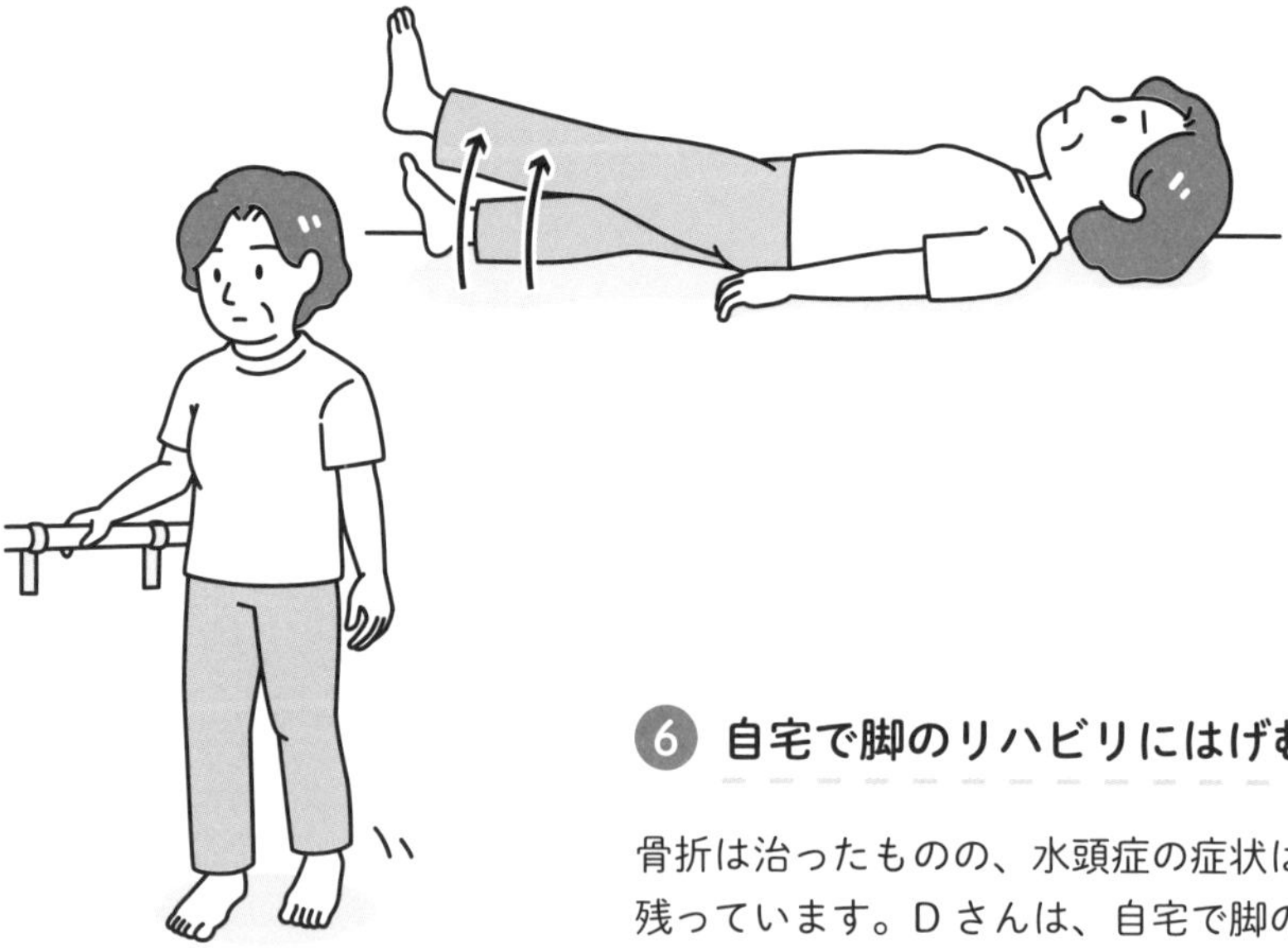

❻ 自宅で脚のリハビリにはげむ

骨折は治ったものの、水頭症の症状は残っています。Dさんは、自宅で脚のリハビリを続け、今度は転ばないように細心の注意を払いながら生活しました。

⑦ 水頭症の治療で改善

1ヵ月後、Dさんは水頭症の手術を受けることができました。入院中に水頭症の症状がすべて改善。怒りっぽさもなくなり、笑顔が見られるようになりました。

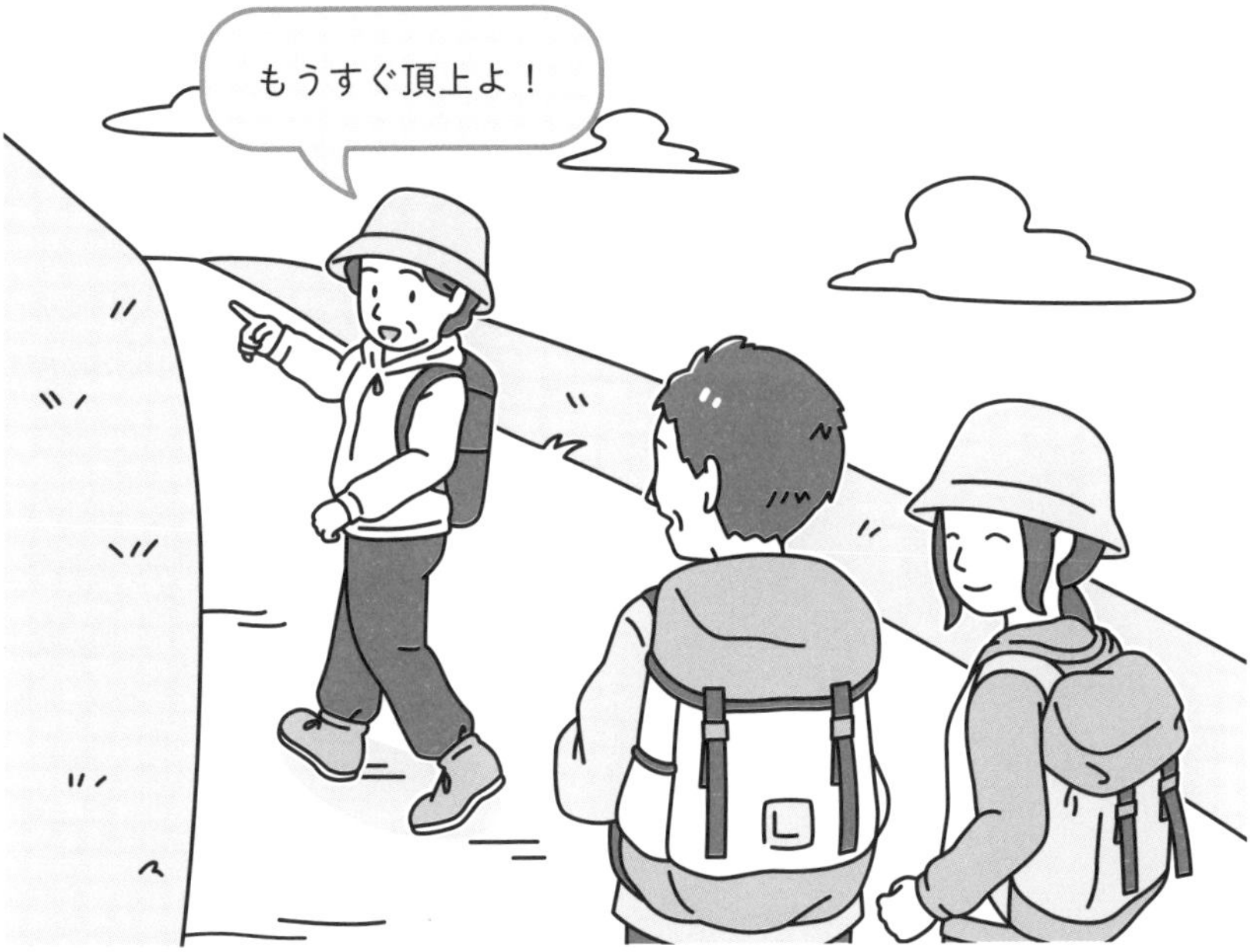

⑧ 趣味の登山を再開

退院後は転倒もなくなり、家族も安心しました。リハビリを兼ねて、毎日散歩に行っています。手術から1年後には趣味の登山も再開し、家族とどの山に登ろうかと計画しています。

Dr.から ひとこと

Dさんは、骨折後、歩行テストや認知機能テストが著しく低下しましたが、水頭症の治療後は、それらが劇的に改善しました。日常生活を活発にすごしています。

入院する前に低下した筋力を高める

水頭症は、歩行障害や認知障害などが現れて、どうしても日常生活を送りづらくなります。外出しようとしても転倒や失禁が不安なうえ、認知障害の影響もあって外出する意欲を失う人も少なくありません。すると、自宅に引きこもりがちになり、筋力や体の機能がだんだん衰えてしまいます。

高齢の人が引きこもりになり、筋力が衰えてしまうと、フレイルやサルコペニアという状態になってしまいます。フレイルは「虚弱状態」を指し、加齢によって筋力や臓器の機能、認知機能などが低下し、心身が弱くなって日常生活に支障をきたした状態です。一方サルコペニアは、「サルコ」＝筋肉、「ペニア」＝減少という意味のギリシャ語を組み合わせた造語です。筋肉量が減って筋力や身体機能が低下し、日常生活に支障をきたした状態で、フレイルとは異なり体の状態のみを示す言葉です。

サルコペニアになり、フレイルを経て、要介護になるという関係があります。しかし、フレイルもサルコペニアも、筋力を高めたり適切な支援を受けたりすることで、日常生活を快適に送ることができるようになります。つまり、筋力の衰えを防ぐことはフレイルやサルコペニアを予防するために必要であり、寝たきりを防ぐことにつながるというわけです。筋力の低下を防ぐためには食事と運動が重要です。

年齢を重ねるだけで筋肉は減っていく

骨格筋指数の平均値*

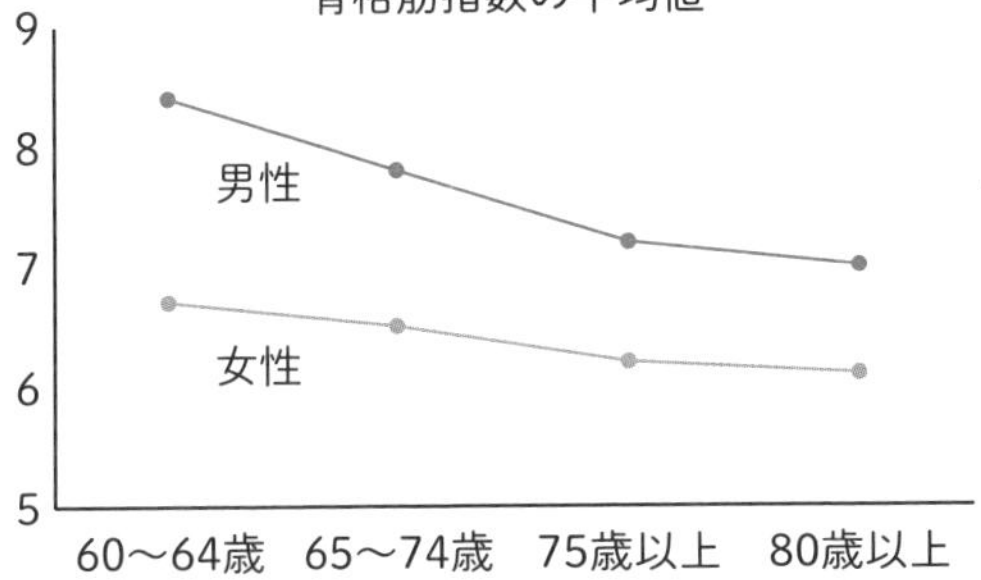

骨格筋とは筋肉の種類のひとつで、骨にそって存在し体を動かす筋肉のこと。年をとるほど筋肉が減っていくのがわかる

手術前は転倒を防ぐことが最優先

筋力をつけるためには運動が重要とはいえ、手術を控えた水頭症の患者さんは、手術前に転ばないことが何よりも重要です。

水頭症の診断から手術までには、手術のための検査や準備が必要なので、少し時間を空けます。医療機関によって差はありますが、一般的には2〜4週間程度空けます。

手術前に転んで骨折すると、水頭症の手術が延期になります。水頭症の手術は、数ヵ月延期になっても命や体に大きな影響を及ぼしませんが、骨折は強い痛みを伴い、折れた骨を元どおりにするためには、急いで治療する必要があるからです。水頭症と骨折の治療を同時に受けることはできません。

手術前はあまり外出せず、食事や運動で、筋力ができるだけ衰えないようにしましょう。

* 厚生労働省、国民健康・栄養調査、平成29年。
骨格筋指数は四肢除脂肪量（ALM）(kg)/(身長〈m〉)² より算出

毎日とる食品の多さと身体機能の関係

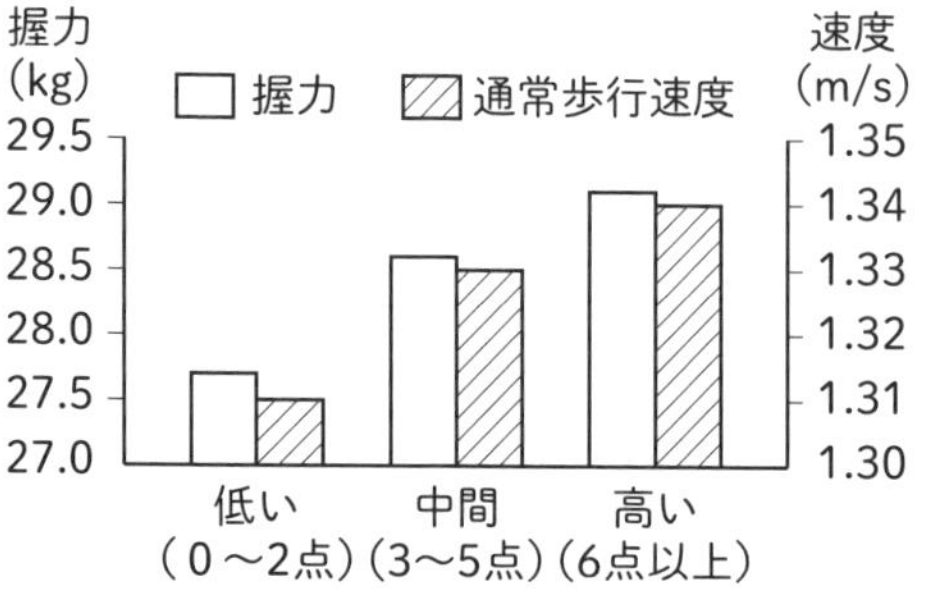

(Yokoyama Yetal., J Nutr Health Aging, 2016; 20(7): 691-6)

グラフは、肉や魚、卵など、食品を10品目に分け、ほぼ毎日食べる品目の数と握力、歩行速度の関係を示したもの。品目が多い人のほうが握力や歩行速度など体力が高い

食事は肉や魚から食べよう

食事は、フレイルやサルコペニアを防ぐために重要です。高齢者を対象にした調査では、米などの主食、肉などの主菜、野菜の多い副菜など、さまざまな食品をとっている人ほど筋肉量が多く、握力や歩行速度などが高かったため（上記参照）、その後の体力の低下を予防できる可能性があると指摘されています。逆に、主食、主菜、副菜をそろえて食べる頻度が少ない人は、フレイルのリスクが高くなることもわかっています。

とくに、筋肉のもとになる「たんぱく質」を意識して積極的にとることがポイントです。高齢の人で腎臓病などの持病がない場合、1日のたんぱく質摂取量は、男性が50g以上、女性は40g以上必要で、

肉や魚の摂取目標

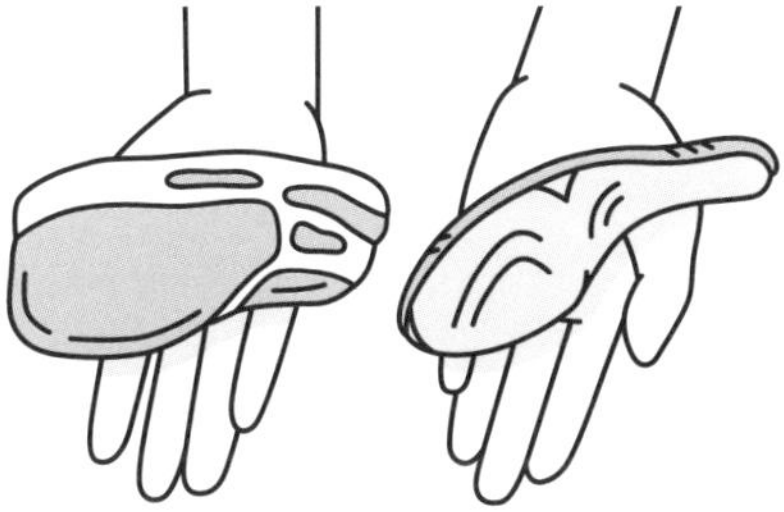

豚ロース肉 50g 中
たんぱく質約 13g

サケの切り身 70g 中
たんぱく質約 20g

主菜として肉や魚を片手にのるくらいとり、副菜にも大豆製品を加えれば、たんぱく質量が十分とれる。加工食品は、「栄養成分表示」でたんぱく質量をチェックしよう

できれば男性は60g、女性は50gとることが推奨されています*。つまり、1食につき16~20gずつたんぱく質をとることが目標になります。

たんぱく質は、肉や魚、大豆製品、卵、乳製品に豊富に含まれています。たとえばたんぱく質は、鶏むね肉100gには約23g、鮭1切れ（80g）には約22g、卵1個（50g）には6・2gが含まれます。

主菜として、肉や魚などをたくさん使ったメニューを毎食1品はとることを意識してください。副菜に、野菜だけでなく豆腐や納豆などの大豆製品を使ったメニューを1品加え、おやつに牛乳1杯、チーズを1かけとるとよりよいでしょう。

食事を何品も作るのがめんどうな場合

*厚生労働省、日本人の食事摂取基準 2020年版

買い置きしておくと便利なもの

料理に加えたり、そのまま食べたりできる。味つきのものは塩分のとりすぎに注意。作ったおかずを保存用ポリ袋に入れて冷凍保存するのもよい

缶詰

- 魚の水煮、オイル煮、トマト煮
- 鶏ささみ、牛肉しぐれ煮
- カレー、スープ

冷凍食品

- から揚げなど主菜
- ひじき煮など副菜
- 冷凍野菜、冷凍肉

レトルト食品

- カレー、シチュー
- 親子丼、かつ丼などの具
- ハンバーグ

インスタント食品

- みそ汁、スープ
- 乾燥野菜、乾燥わかめ

は、缶詰や冷凍食品、総菜、レトルト食品、インスタント食品を活用するとよいでしょう。これらの食品は比較的長いあいだ保存ができるので、買い置きしておくと便利です。たとえば、インスタントのみそ汁やスープを使い、豆腐や卵、缶詰のさばの水煮を入れれば、たんぱく質もとれる副菜になります。

必要な栄養をとるために、食事では主菜を最初に食べることをおすすめします。「野菜から食べるように」と聞いたこともあるかもしれません。それは、肥満や生活習慣病のおそれがある場合に適した食べ方で、摂取エネルギーを抑えて血糖値などを上げにくくする効果があります。しかし、あまりたくさん食べられない人や高齢の人が野菜を先に食べる

と、主菜や主食をとる前におなかがいっぱいになってしまい、エネルギーや栄養が不足するおそれがあります。高齢になったら、肉や魚から食べるように意識しましょう。

筋トレが転倒予防にも効果的

適切な運動をおこなえば、高齢になっても筋肉が増えることがわかっています。筋力が低下した75歳以上の人が、1時間の運動を週2回、3ヵ月間続けたところ、脚の筋力が1・7％上昇、筋肉量が2・4％上昇、歩行速度が14・5％上昇したという研究があります。* 何歳になっても、運動で筋力を高めることはできるのです。

入院中の筋力低下を防ぐためには、手術前にも筋力トレーニング（筋トレ）などをおこなって、できるだけ筋力を高めておくと安心です。診断から手術までに時間がかかることが多いので、手術前から筋力を高めておくことで手術後の合併症を予防し、回復が早まることが期待できます。水頭症の方専用の筋トレがあるわけではありませんが、128～132ページで紹介するような転倒しにくい運動であれば、手術前にも安心しておこなうことができます。脚を中心に筋力を高めておくとよいでしょう。

水頭症が重症の人は、歩行障害などによってすでに筋力やバランス能力などが低下していて、日常生活動作もしにくくなっている場合もあります。手術後も理学療法士の指導のもと、筋トレやバランス訓練、歩行訓練をおこなうことがあります。入院中は理学療法士の指導にしたがってリハビリをおこない、退院後も自宅で続けましょう。

*Kim HK, et al. J Am Geriatr Soc. 2012 Jan;60(1):16-23.

筋トレの例

128 ～ 132 ページは、自宅でできるリハビリの例。5 ～ 6 つの運動を、1 日 1 ～ 2 セットずつ毎日おこなうのが理想です。必ず家族が見守り、必要に応じて介助を。

1 ウォーミングアップ

その場足踏みか、ストレッチングを 2 分間おこなう

◀ストレッチング　　または　　▼その場足踏み

⚠ストレッチングの注意点

- いすはキャスター（車輪）のついていない、安定したものを使う
- はずみや反動をつけず、呼吸を止めずにおこなう
- 気持ちいいと感じる程度に伸ばす。痛みがあるときは中止する

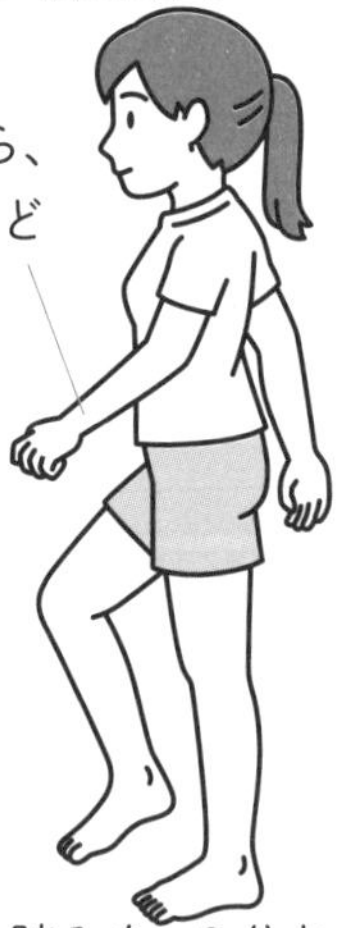

その場で足踏みを、2 分おこなう。冬の寒いときは、体が温まるまで続ける。
音楽をかけたり、歌を歌いながらおこなうとよい

（P128 ～ 132 のプログラムは、日本正常圧水頭症学会編『特発性正常圧水頭症診療ガイドライン第 3 版』2020 年、メディカルレビュー社をもとに作成）

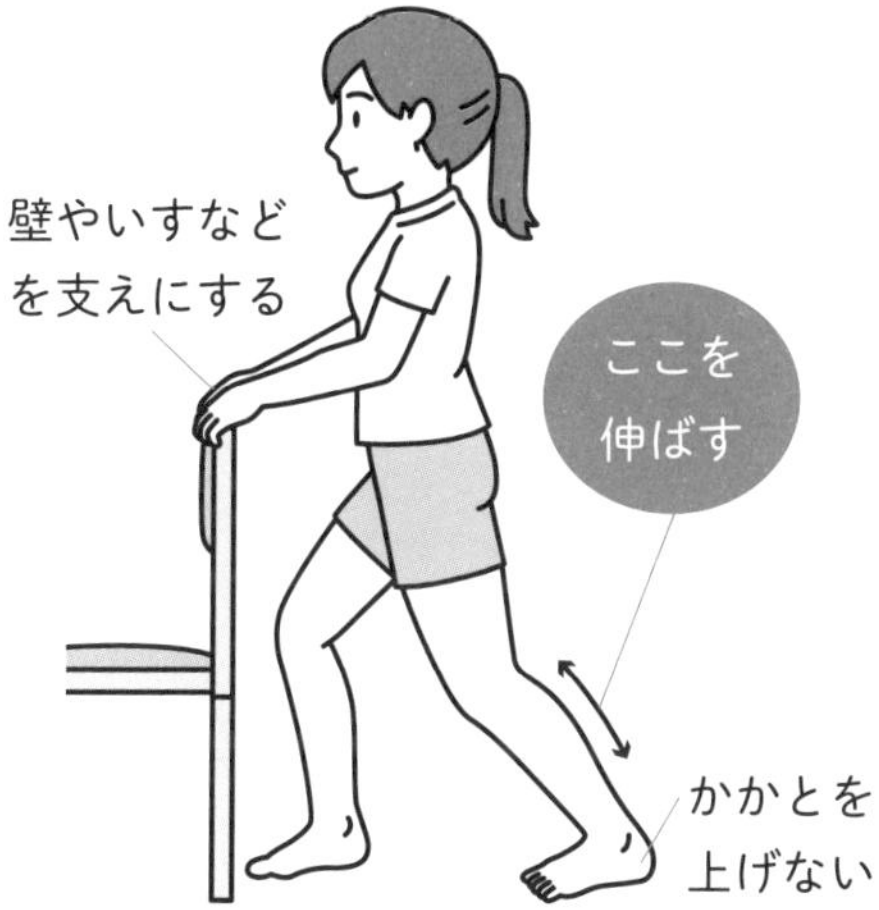

◀ふくらはぎ、太もも裏のストレッチング

いすの背につかまり、両脚を前後に大きく開く。前側のひざを曲げ、うしろ側のふくらはぎを伸ばす。10～30秒姿勢を保ったら元に戻る。前後の脚を入れ替えて同様におこなう

太ももとおしりのストレッチング ▶

いすに座り、片方のかかとをいすの縁に乗せる。曲げたひざを抱え、10～30秒姿勢を保ったら足を下ろす。反対側も同様におこなう

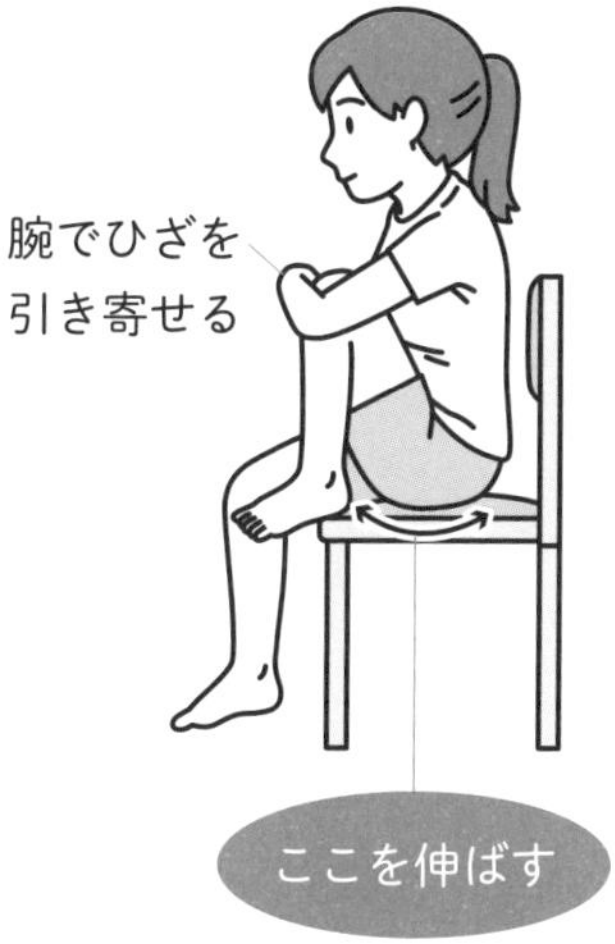

2 背伸び（ふくらはぎの筋トレ）

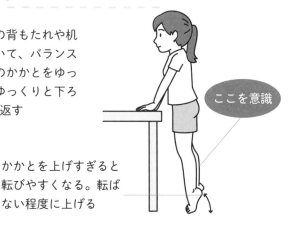

安定したいすの背もたれや机などに手を置いて、バランスをとる。両方のかかとをゆっくりと上げ、ゆっくりと下ろす。10回くり返す

かかとを上げすぎると転びやすくなる。転ばない程度に上げる

3 もも上げ（太もも、股関節周りの筋トレ）

安定したいすの背や壁などに手を置いて、バランスをとる。片方のひざを曲げながら、ゆっくりと太ももを上げ、ゆっくりと下ろす。反対側も同様におこない、左右交互に10回ずつくり返す

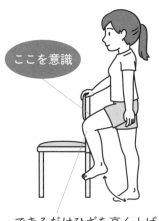

できるだけひざを高く上げる

4 スクワット（脚全体と背中の筋トレ）

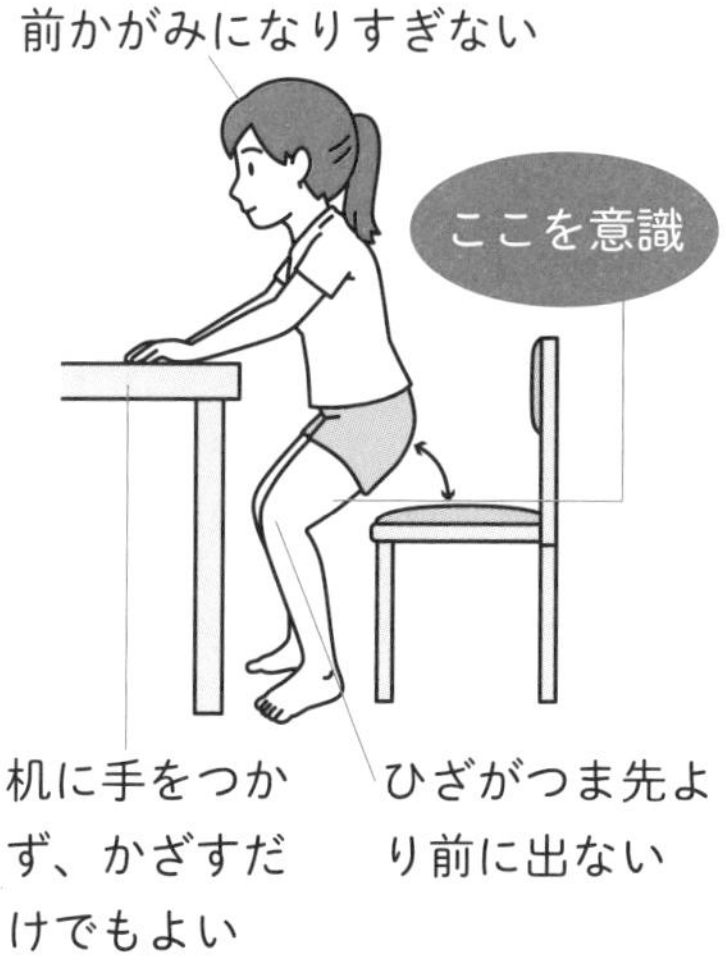
前かがみになりすぎない
ここを意識
机に手をつかず、かざすだけでもよい
ひざがつま先より前に出ない

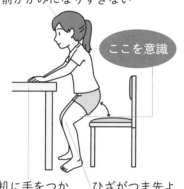

◀不安定な場合は……

安定したいすに浅く座り、机に手を添える。両足を肩幅に開く。手の力を使わず、脚の力だけでゆっくりと立ち上がり、ゆっくりと座る。立ち座りを10回くり返す

脚の筋力がついて安定してきたら……▶

いすだけを使っておこなう。いすに浅く座り、床と平行になるように腕を前に伸ばす。同様に立ち座りをゆっくりと10回くり返す

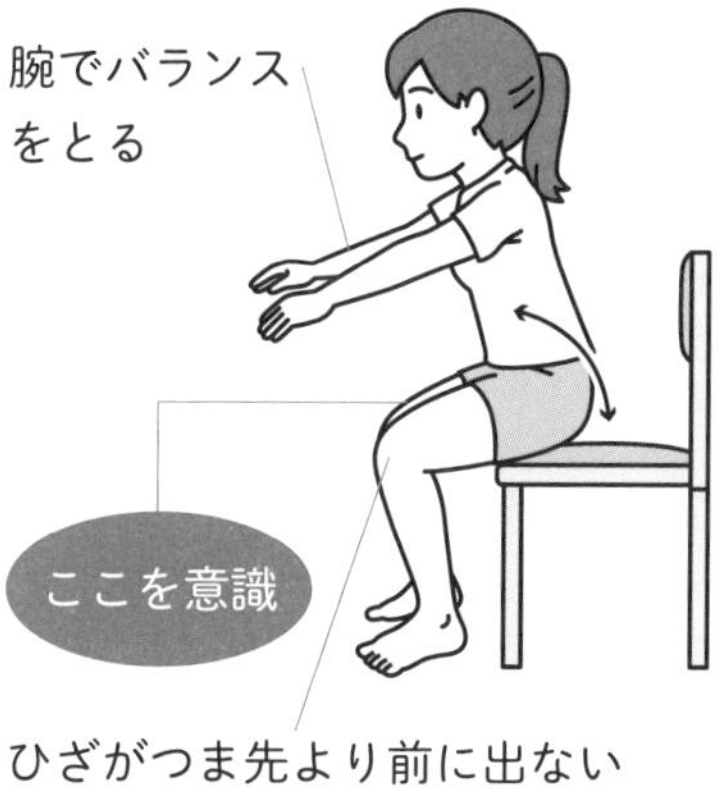

5 ひざ伸ばし（太ももの前側の筋トレ）

安定したいすに座り、背もたれにもたれる。片方のひざをゆっくりと曲げ、足を持ち上げる。ゆっくり足を下ろす。同様に、反対側の足を上げて下ろす。左右交互に10回ずつおこなう

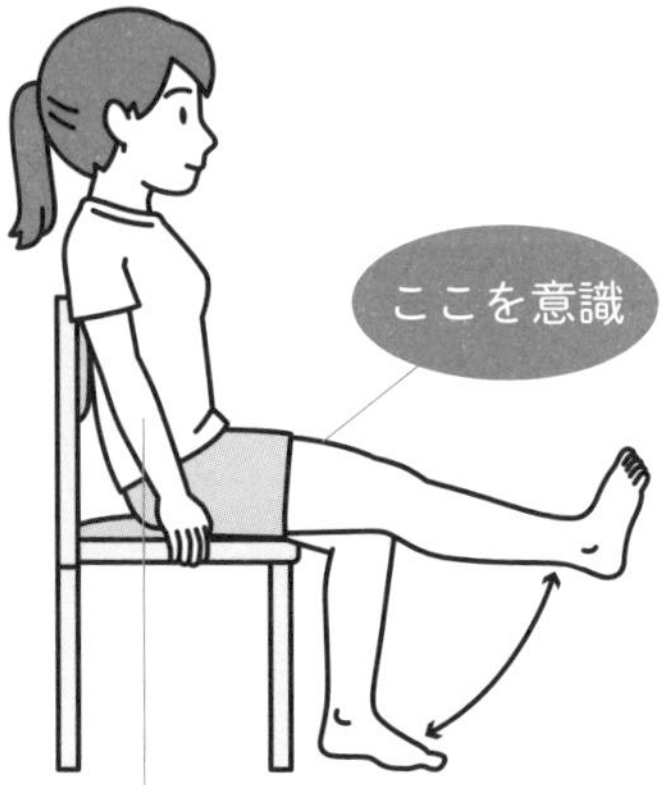

＼できる人は……／

6 5分間歩く

余裕がある人は、5分間、家の中をゆっくりと歩く。手すりがあれば、手すりなどにつかまり、転ばないよう気をつけながら歩く

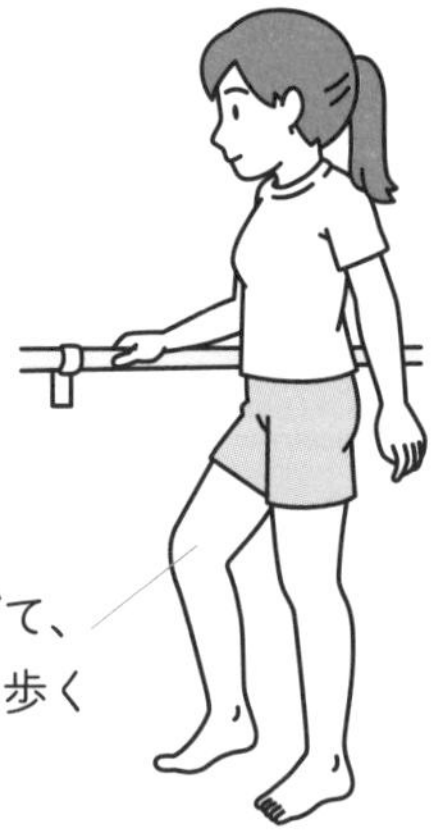

転倒しにくい環境をつくる

転倒予防には筋力だけでなく、転びにくい環境と状況をつくることが重要です。転倒には、起こりやすいシチュエーションがいくつかあります。それらを避けることで、転倒を最小限に防ぐことができます。

水頭症の患者さんは、屋外での転倒が多いのが特徴です（29ページ参照）。すり足になるので段差のない平らな場所でも転びやすく、前のめりで歩くので前方への転倒が多くみられます。足を止めようと思っても止められなくなり、壁などにぶつかる人もいます。外出時は家族などが付き添い、転倒しないように見守ってください。

歩くのが遅くなるので、あせらずにすむよう、時間に十分に余裕をもって出かけましょう。余裕がないとつい焦ってしまい、けがをしがちです。

外では、路面の凹凸、マンホール、点字ブロックなどのわずかな段差にも注意して歩きましょう。杖のような支えになるものを使って歩くと、転倒予防になります。手すりがあるときは、積極的に利用してください。とくに立つときと座るとき、方向転換するときにバランスを崩しやすいので、家族が介助するとよいでしょう。

ただ、骨折のおそれがあるので、脳神経外科の医師も、手術前はできるだけ外出を控えるようにと伝えるかもしれません。手術までは自宅を中心にすごし、室内で筋トレや足踏

外出時の服装や持ち物

外出する前に、服装もチェック。靴や荷物を工夫することで転倒しにくくなる。転倒時に連絡がとれるよう、携帯電話も忘れずに

靴

サンダルやスリッパは避ける。かかとがあって、軽く、やわらかく、脱ぎ履きしやすいものにする

ズボン、スカート

裾がからまりやすいもの、硬くて歩きにくいものは避ける

荷物

重いものを持たない。
リュックだと両手が空き、体の片方に偏らないのでおすすめ

みなど転びにくい運動をして、筋力の低下を防ぎましょう。

転びやすい環境を変える

転倒を防ぐために、次のようなポイントで家族に家の中を見直してもらいましょう。

居室をトイレの近くにする

……水頭症の患者さんは頻繁にトイレへ行くため、尿意があるときはあせりやすく、非常に転倒しやすくなります。トイレに近い部屋を居室（私室）にするとよいでしょう。また、リビング（居間、食堂）、トイレ、浴室など毎日使う設備と、居室が同一階になるのが理想です。

段差をなくすか手すりをつける……患者さんは、すり足になるため、1～2cm程度のわずかな段差でもつまずいて転びやすくなります。段差をなくすためにスロープなどをつける方法がありますが、スロープでバランスを崩すこともあります。段差のある場所をわかりやすくし、手すりを付けたほうが安全になる場合もありますので、患者さんに合わせて選びましょう。

手すりは、患者さんの歩行や方向転換、立ち座りを安定させるのに役立ちます。トイレや浴室など立ち座りを頻繁におこなう場所や、廊下などに設置するとよいでしょう。居室からトイレまでの廊下に手すりを付けておくと、トイレまでの移動がスムーズにできるようになり、尿失禁対策にもなります。

なお、患者さんが要介護認定を受けていれば、スロープや手すりの設置など自宅の簡易なリフォームには、介護保険が利用できる場合があります。ケアマネジャーに相談してみるとよいでしょう。

動線に物を置かない……部屋や廊下の床に、物を置いたりラグやマットなどを敷いたり座布団を置いてあったりすると、つまずいたり滑ったりするおそれがあります。患者さんの動線（移動する経路）を見直して、整理整頓しましょう。電気器具のコードにも足を引っかけやすいので、壁に沿わせるなど動線の邪魔にならない位置に設置します。脱衣所の足ふきマットなどは、手すりを設置したり手すり代わりにいすなどを置いたりして、マットを安全に利用できるようにするとよいでしょう。

素足かすべりにくい室内履きをはく……室内では、スリッパや靴下を履いているとすべりやすいので、できれば素足で歩くことがおすすめです。寒い場合は、すべり止めのついた靴下や、かかとのついた室内シューズなどが安全です。

室温が適温になるよう管理する……寒いと、厚着をするために動きにくくなるうえ、体がこわばるため、転倒の危険性が増します。また、血圧の変動によって脳卒中や心臓発作などの危険性も高まります。廊下と部屋、部屋と部屋との室温の差が大きくならないよう、温度の管理もおこないましょう。トイレや浴室、脱衣所は、水回りで気温が下がりやすいうえ裸になる場所なので、暖房をつけて温めておくことが重要です。

一方で、転んでも大けがをしないように、「安全に転ぶ」という考え方も重要です。例えば前方へ転びかけたら、両ひざを曲げ、両腕・両手で受け身をとる練習をするのもよいでしょう。机などの角にクッションをつけておくのもよい方法です。

転びやすい状況を減らす

環境だけでなく、転びやすい状況もあります。そうした状況をできるだけつくらないように、家族など周りの人が工夫しましょう。

定期的にトイレへ行く……尿意があるときはあせりやすく、非常に転倒しやすくなります。日中に家族の補助が得られるなら、定期的に声をかけてトイレを促すと、尿失禁と転倒の対策になります（140ページ参照）。しかし夜間に何度もトイレに行く場合、家族が付き添うのは大変です。夜間は暗くて周りが見えづらいので、いっそう転倒の危険が増します。暗い居室や廊下と、明るいトイレで目が慣れず転倒する可能性もあります。居室に介護用のポータブルトイレを設置するのも、ひとつの方法です。

トイレのドアやふたをあけておく……ドアなどを引いたり何かを持ち上げたりするときも、バランスを崩しやすくなります。とくにトイレへ行くときはあせりやすく、狭い個室で転ぶと非常に危険です。使用後は、トイレのドアや洋式便座のふたを開けておくことで、転倒のリスクを減らします。

本人のうしろから声をかけない……水頭症の患者さんは、立ち上がりや方向転換のときに、バランスを崩しやすくなります。たとえば、うしろから声をかけられ、振り向こうとして転ぶことは非常によくあります。振り向かずにすむよう、家族は患者さんの前方から声をかけるように意識してください。

ぬれているところは拭《ふ》く……床がぬれていると、すべりやすくなります。手すりなどがぬれていたら、つかんだときに手がすべってしまうかもしれません。ほかにも、すべりやすいところがあったら、拭くようにしましょう。

もし転倒してしまったら

転んだとき、驚きあわててしまいがちですが、落ち着いて対処することが重要です。転んだ直後は痛みを感じないこともありますので、しばらくその場で気持ちが落ち着くのを待ちます。自分で動けるようなら安全な場所に移動して座り、打ち付けた場所に出血などの異常がないか確かめましょう。痛みが強い場合や出血が多い場合は、すぐに医療機関へ行きます。もし一人でいるときに転んだら、携帯電話などで家族や近所の人、かかりつけ医などに連絡をとってください。

家族はすぐに起こそうとせず、まずは本人に声をかけて落ち着かせ、意識があるかを確認します。意識があって落ち着いてきたら、腕や肩を貸して起き上がるのを助け、ゆっくりと体の異常の有無を確かめます。痛くて動けない場合、意識がもうろうとしている場合は、その場で楽な姿勢をとって動かさず、かかりつけ医に連絡をとり救急車を呼ぶべきかどうか、対応を指示してもらいましょう。

また高齢になると、転倒時にとっさに手や脚でかばうことができず、顔や頭を打つこともあります。もし頭を打っていた場合は、症状が何もなくてもなるべく早く医療機関を受診してください。検査で異常がなくても、2~3日たってから吐き気やめまいが起こったり、ろれつが回らなくなったり、意識を失ったりすることもあります。転んでも数日間は注意深く観察し、異常が現れたらすぐに受診してください。

転倒して救急車を呼ぶべきとき

動かすと悪化するおそれがあるので、周りの人は無理に動かさないでください。下記の4点をチェックし、ひとつでも当てはまれば、ためらわず救急車を呼びましょう。

1 意識がない、もうろうとしている

肩などをたたいて「大丈夫ですか？」と大きな声をかける。ぐったりとして返事がなかったら意識がない。うめき声を上げたり、ろれつが回らなかったりする場合は、意識がもうろうとしている

2 強い痛み、腫《は》れ、変形、マヒがある

痛みが強く、動かすと痛みが増すときや、打ちつけた部位の腫れ・変形があるとき、手足が動かせないなどのマヒがあるときは、骨折が疑われる

3 嘔吐、めまいなどがある

吐き気や嘔吐《おうと》、めまいなどがあると、頭を打っている可能性がある。立ち歩くとふらつく場合も急いで受診を

4 出血が多い

傷口をタオルなどで圧迫すれば、ほとんどは血が止まる。しかし、傷口からの出血が多いとき、10分以上出血が止まらないときは急いで受診する

医療機関の受付時間外の場合は、上記の4点に当てはまったら救急車を呼ぶ。「＃７１１９」に電話をかけて救急電話相談をする方法もある（サービスがない地域や応対時間が決められている地域もあるので、事前に調べておくとよい）

尿失禁を予防し、負担を軽減する

水頭症の排尿障害は、過活動膀胱《ぼうこう》というタイプです（36ページ参照）。過活動膀胱は加齢などの影響でも起こり、その場合は薬や運動などで改善します。しかし、水頭症の排尿障害は脳に原因があるので、薬や運動の効果はあまりなく、現在は手術しか治療法がありません。

排尿障害があると、あせってトイレに行こうとして、転んでしまう人もいます（134ページ参照）。手術までのあいだは、トイレからいちばん近い部屋ですごすようにし、あせらずにトイレに行けるようになることと、尿失禁対策をメインにおこないます。

排尿日誌をつけてトイレの間隔を知る

まず、どれくらいでトイレに行きたくなるのかを、客観的に知っておきましょう。141ページのように、日にち、排尿をした時刻、排尿したときの状況やその前後にあった出来事、尿失禁をしたらその時刻や状況を、毎日ノートなどに書きます。これを「排尿日誌」といいます。排尿障害の重症度や術後の改善の目安にもなるので、尿失禁の回数やオムツや尿取りパッドの交換頻度なども記録しておくようにしてください。1週間程度記録すれば、トイレの間隔や失禁しやすい時間帯・状況などがわかってくるはずです。

記録から、どれくらいの間隔でトイレに行きたくなるのかが、だいたいわかってきます。

排尿日誌の例

書き方の一例。下記のように、排尿にまつわることを、なんでも記入するとよいでしょう。

開始時間を記録し、そこから24時間分を1日として記録する

▼記入例

1月4日(水曜)

回数	時刻	できごと(失禁、がまんの程度など)
1	6:35	眠っていたら、強い尿意で起きた。
2	8:23	朝食でコーヒーをコップ1杯飲んだ
3	10:05	自宅
4	11:45	午前中に麦茶を500ml のんだ
5	14:15	自宅
6	16:55	自宅。午後、麦茶を500ml のんだ
7	19:03	夕食後
8	21:17	入浴前
9	23:36	就寝前
10	2:20	就寝中。失禁。尿取りパットを取り換えた
11	4:30	就寝中、尿意で起きた
12		
13		

水分摂取も記録する

尿失禁があればそのときの様子も記録する

排尿したときの状況も記録

1日の排尿回数をまとめる

1日の排尿回数　11回

携帯電話のタイマー機能なども使って、トイレに行きたいと感じる前に、定期的にトイレに行くと、あせらずにすみます。トイレへ行って準備をしたら、すぐに排尿するのではなく、少しがまんをして、できるだけ尿をためておく練習をすると、手術後のリハビリに役立ちます。

できれば、水分をどれくらいとったかも記録するとよいでしょう。水分の摂取量を記録するのは、脱水を予防するためです。頻尿があると水分を控える人もいますが、水頭症の頻尿は、水分を控えたからといって軽減するものではありません。水分が少なすぎると、夏は熱中症になるなど、脱水を起こして体調を崩してしまいます。とくに高齢になると、のどの渇きを自覚しにくくなるので、のどが渇いたと感じる前に、こまめに水分をとることが大切です。1日1000~2000mLを目安に、水分をとりましょう。

服装も、トイレで脱ぎ着しやすいものにしましょう。ズボンは、ウエストにボタンのあるものや紐で結ぶようなもの、ベルトが必要なものなどは、あせっているときには脱ぎにくく、適していません。ウエストがゴムで、脚や腰まわりがゆったりしたズボンだと、サッと脱ぎ着できます。女性はスカートもよいでしょう。

オムツや尿失禁用パッドも活用しよう

尿意があるときにあせらないよう、オムツや尿失禁用パッドを活用することも検討してみましょう。抵抗感をもつ人もいますが、実は多くの人がさまざまな理由で使用しています。手術までの短期間、転倒予防のためだと思って利用してみてください。試しに、夜間だけ使ってみるのもよいでしょう。

成人用オムツは、洗って何度も使えるタイプもありますが、一般的に使い捨てタイプより吸収量は少なめで、吸収した尿を保持する機能も弱くなりがちです。手術までのあいだに一時的に使うだけなので、使い捨てのほうが性能もよく、気持ちも楽かもしれません。使い捨てのタイプは、ウエストに合わせてサイズを選び、外側の紙パンツと、紙パンツの中に貼る尿取りパッドを組み合わせて使うのが一般的です。排尿があったら、中の尿取りパッドだけを交換します。紙パンツは汚れていなければくり返し使えます。

症状が軽い場合は、軽失禁用のパッドや薄手のパンツタイプなどの製品もあります。薄手のものなら外見にも響きにくく、動きにくさもありません。尿失禁の頻度や量に合わせて、本人の使いやすいものを選ぶとよいでしょう。

尿のついたパッドやオムツを長時間着けていると、むれたりこすれたり、尿の成分による刺激で皮膚のかぶれや、感染症が起こるおそれがあります。ぬれたパッドなどはできるだけ早めに交換し、清潔で乾いた通気性のよい状態にしましょう。また、毎日お風呂で、石けんの泡を使い、おしりや陰部を洗うことも大切です。かぶれてしまった場合は、かゆみや不快感から掻《か》いて、より悪くなってしまうこともあるので、早めに医師に相談します。

認知機能の悪化予防・改善のリハビリも

認知障害も、フレイルやサルコペニアを促す要因のひとつです。水頭症による認知障害は、手術後ゆるやかに改善します。手術後の改善を促すために、手術の前から認知機能のリハビリをおこなっておくことが勧められています。認知症を併発していた場合は、手術後も認知障害が残る可能性が高いですが、進行予防を兼ねて、やはり認知機能のリハビリをおこなっておくとよいでしょう。

治療後に備えてリハビリを始める

水頭症の認知障害に特化したリハビリはありませんが、認知症の発症や進行を予防するためのリハビリを積み重ねることで、水頭症の認知障害の改善や悪化予防に役立つと考えられています。具体的には、次のようなことを毎日実践するとよいでしょう。

毎朝、日付と曜日を確認する……日付や曜日、時間を理解することを「時間の見当識《けんとうしき》」といいます。時間のほか人物や場所などを理解する見当識もありますが、時間の見当識障害は認知症の初期に現れやすい症状です。1日の始まりに、カレンダーなどで日付と曜日を確認することで、時間の見当識を訓練していきます。家族とも、「今日は○月○日○曜日だね」「今日は暖かいね。もうすぐ春かな」など時期や日付を意識できる声掛けをするとよいでしょう。「今日は何日？」と家族に聞くのではなく、こちらから「○

月○日だね」と声をかけることで、日にちを自覚することができます。

就寝前に、1日を振り返る……認知症になると、昔のことはよく思い出せるけれど、最近のことを記憶しにくくなります。1日の最後に起こったことを思い出すと、集中力や記憶力、記憶をたどる力を訓練できます。寝る前に、日記や家計簿を付けるなどして、1日の出来事を振り返り、記録しましょう。また、家族に今日の出来事を話すのもよい方法です。なお、出来事や内容が正しいか、まちがっているかなどを確認する必要はありません。

家族も、今の季節のことや時間、今いる場所や昔の思い出、近所の人、友人など、新旧さまざまな内容を交えて、患者さんと話をしてみてください。テレビや新聞で報道されるようなニュースについて、話をするのもよいでしょう。テストをするのではなく、本人が楽しめて前向きに話ができるような話題をふってみてください。また、内容がまちがっていても、訂正する必要はありません。日常会話のなかで、患者さんに話をしてもらうことが、患者さんの認知機能を維持するために役立ちます。

水頭症の認知障害では、無気力・無関心になりやすく集中力が低下しているので、手術前はあまり話が弾まないかもしれません。しかし、毎日コミュニケーションをとることで、患者さんも不安や孤独感がやわらぎます。また、積極的に話をすることで、脳のさまざまな機能を使うことになり、認知症の進行予防に役立ちます。

運動は認知機能のリハビリにもなる

水頭症で生活に影響が出てくると、自宅に引きこもりがちになるなど、活動量が減ります。できれば日中は活動的にすごしましょう。引きこもっていると、体力をあまり使わないため、夜眠れず昼夜逆転することもあります。

体を動かすことは、体力維持に役立つほか、ストレス発散にも役立ちます。また、さまざまな研究から、運動や体を動かす活動が認知機能の低下や認知症の発症を防ぐことが明らかになっています（左図参照）。

理想は30分程度を目安に、毎日体を動かすことです。散歩やウォーキングのような有酸素運動が理想的ですが、手術前は転倒に気をつける必要があります。散歩やウォーキングをおこなうときは、家族などに付き添ってもらいましょう。散歩などの代わりに、128ページの筋トレのような、家の中でできて転びにくい運動もおすすめです。ラジオ体操などの体操やストレッチングを座っておこなうのも、よい運動になります。

また、散歩やウォーキングのような運動をしていなくても、日常生活の活動量が多ければ、運動と同じように認知症予防に役立ちます。家事やガーデニングといった、体をよく使う活動をおこなうのも運動と同じような効果があります。自分の好みに合わせて、転倒しにくく、続けられる活動を選びましょう。

家庭では、本人ができることは本人におこなってもらいましょう。本人がおこなうべき

運動が認知症予防に役立つ

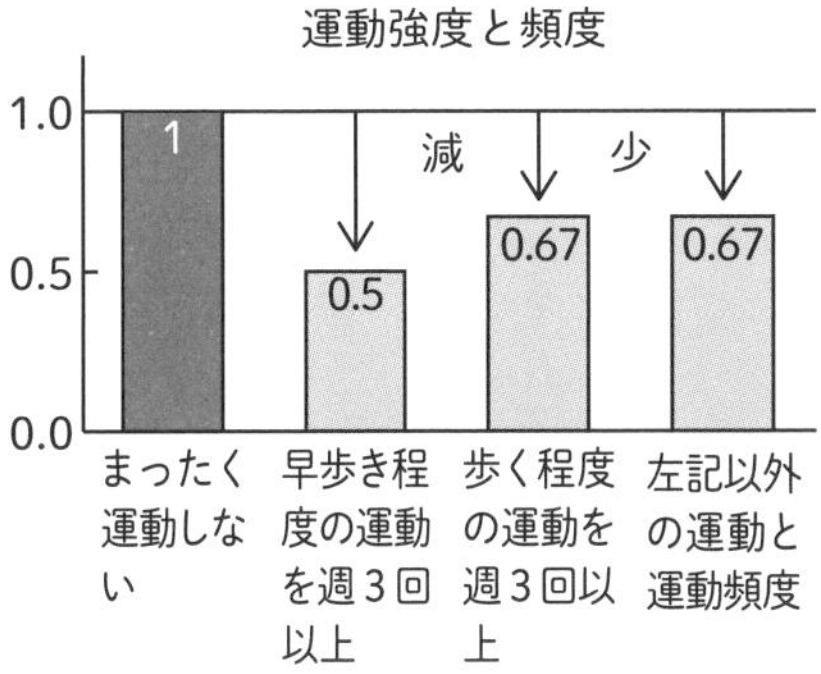

（国立長寿医療研究センター「運動による認知症予防へ向けた取り組み」をもとに作成）

まったく運動しなかった人の認知症リスクを1としたとき、ウォーキングなど早歩き程度の運動を週3回以上おこなった人は、リスクが半分になった。散歩程度の運動を週3回以上おこなった人なども、リスクが減っていた

ことを、家族が先回りしてすませると、患者さんの認知機能や体の機能を低下させてしまいます。日常生活でできる動作を自分でおこなうことも、リハビリの一環です。家族は、患者さんに対して献身的に尽くす必要はありません。転ばないように見守り、必要なときに介助するだけで十分です。それによって介護の負担も軽減するでしょう。

歩行障害などで日常生活に大きく支障をきたしている人、立ち座りや立った姿勢の保持にも介助が必要な人は、運動をすると転倒して骨折するおそれがあります。理学療法士などの専門家の指導のもとで、安全に十分配慮したうえでリハビリをおこないます。手術後に指導を受けて実践してください。

Column

水頭症には「予備群」があることがわかった

近年、特発性正常圧水頭症には、発症する前の段階、いわゆる予備群があることがわかってきました。歩行障害などの症状はまだ現れていないものの、ＭＲＩなどの画像検査では水頭症と同じ脳の特徴が現れている状態です（68ページ参照）。これを「ＡＶＩＭ《エイビム》（無症候性脳室拡大）」といいます。厚生労働省の全国調査では、65歳以上の約１％にＡＶＩＭが発見されていました。またＡＶＩＭが見つかった人を追跡調査したところ、約半数は３年後に症状が現れ、水頭症を発症していたこともわかりました。つまり、ＡＶＩＭは水頭症へと進む可能性が高い状態であることが明らかになったのです。

なんらかのきっかけでＡＶＩＭが見つかった場合は、いずれ水頭症を発症するだろうと考え、定期的に受診して検査を受けることが勧められています。また、ＡＶＩＭの時点から、128ページの筋トレや144ページの認知機能訓練を始めれば、水頭症になっても機能の衰えを最小限にし、日常生活に戻りやすくなることが見込まれています。

ＡＶＩＭが見つかった人は、水頭症のおそれがあるといわれても実感がなく、いずれ手術が必要といわれてショックを受けるかもしれません。しかし、水頭症はただちに命にかかわるような病気ではなく、早めに治療できれば今までの生活を続けることができます。早めに治療を受けるためにも、医師の指示どおりに定期的に受診しましょう。

5章

治療後は活動的な生活を

治療後は、いくつかの注意点がありますが、生活にはほとんど制限はありません。症状はゆるやかに改善し、日常生活が送りやすくなります。趣味活動を再開するなど、活動的にすごしましょう。

術後に太って、症状が再発してしまった

水頭症の治療後は、日常生活に戻ることができます。制限はほとんどありませんが、いくつか注意点があります。

❶ 水頭症の治療を受けた

Eさん（73歳男性）は歩行障害と頻尿が現れ、外出もままならなくなりました。家族が水頭症を疑って、Eさんと脳神経外科を受診。水頭症と診断され、治療を受けました。

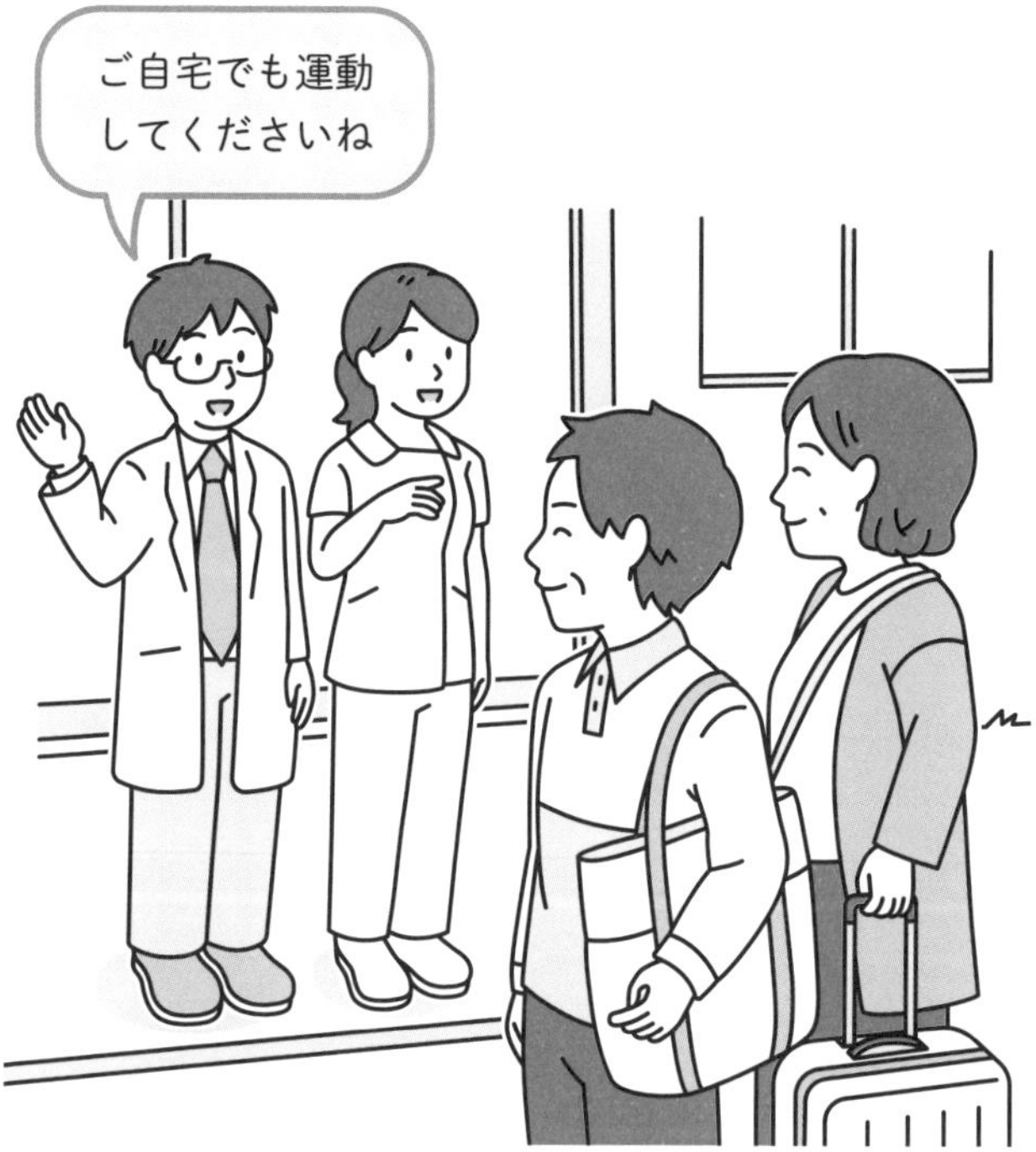

❷ 症状がなくなり生活が快適に

手術後、症状が改善し、転倒や尿失禁のおそれがなくなりました。医師と看護師の指導を受けて、無事に退院。退院後の経過観察で、無事に水頭症の症状がすべてなくなりました。

③ 趣味の旅行を再開

日常生活が元どおりに送れるようになり、趣味だった旅行も再開。旅先で、家族とおいしいものを食べるのが、何よりの楽しみでした。

Dr.から ひとこと

シャントが入っていても生活上の制限はほとんどありませんので、趣味の活動があればぜひ再開しましょう。

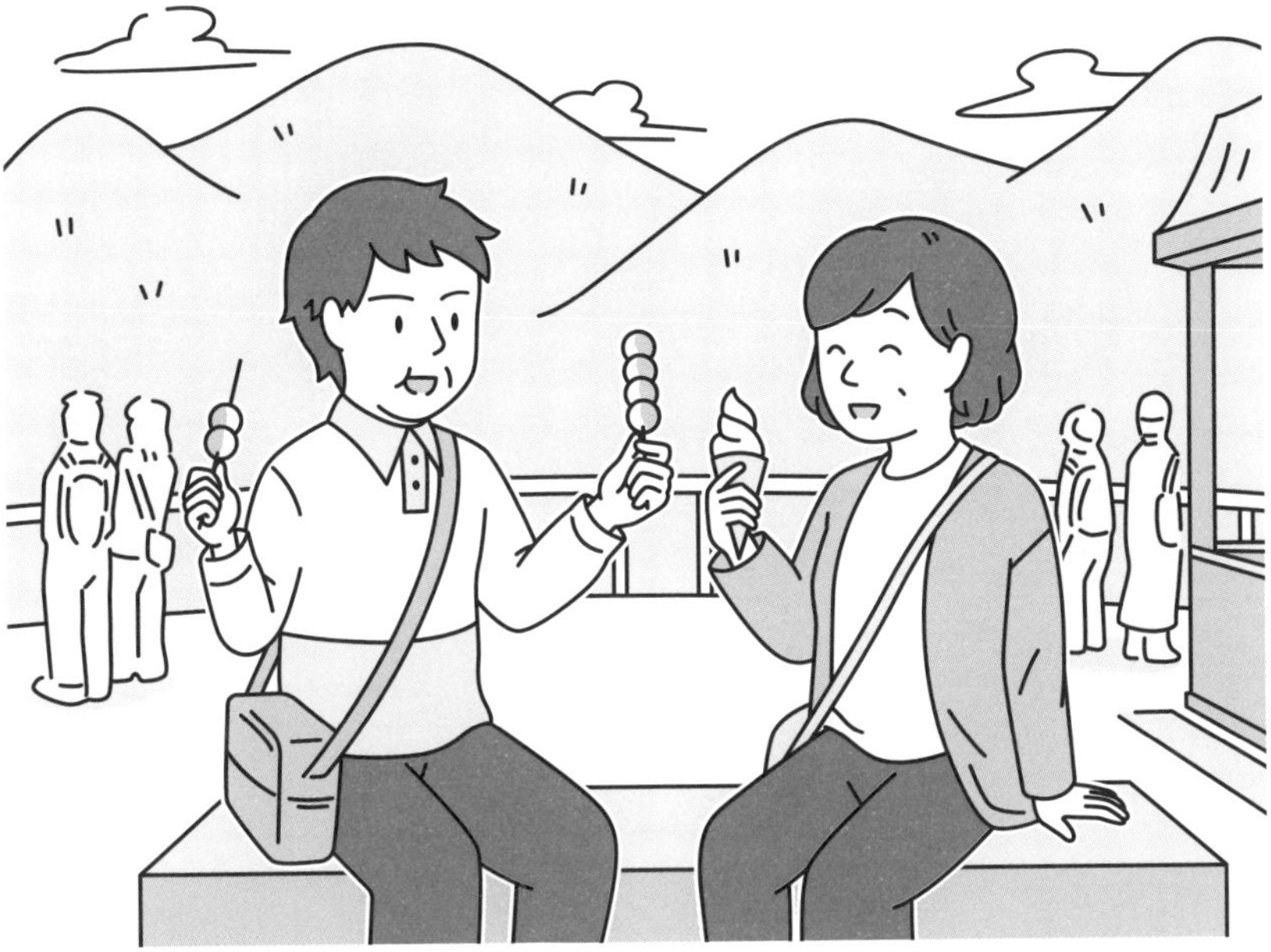

④ 1年間で太ってしまった

Eさんは、退院後63kgだった体重が、1年後には69kgに増加。再び小股歩きやすり足などが徐々に現れ、歩きにくさを感じるようになりました。

⑤ シャントの詰まりを発見

家族のすすめで、Eさんは定期検診の前に脳神経外科を受診しました。検査の結果、シャントが詰まっていることがわかりました。詰まった原因は急激な体重増加でした。

Dr.から ひとこと

バルブは身長と体重を元に初期設定され、手術後に最適な流量になるように医師に調整してもらいます。体重が増えたら再度、調整が必要です。

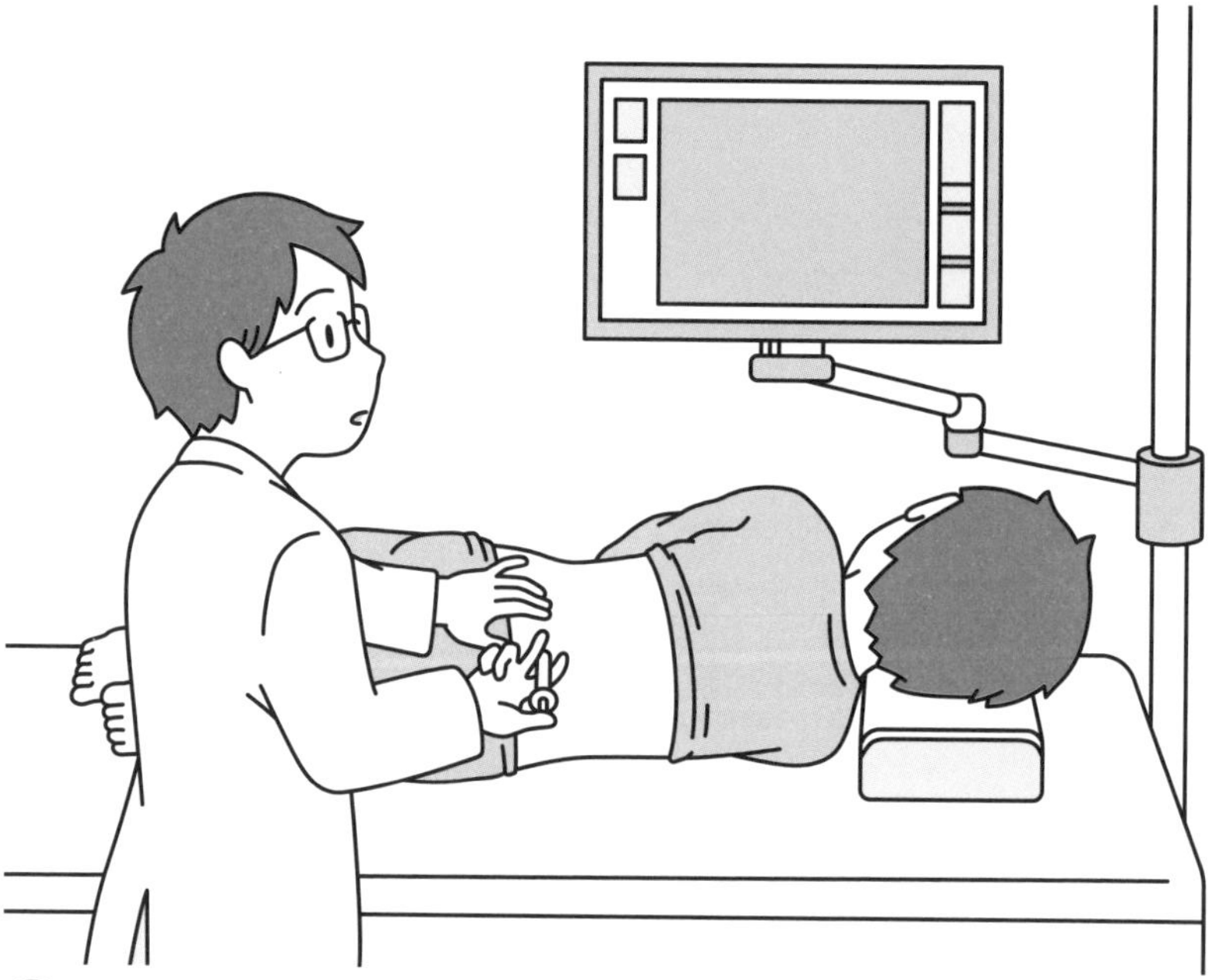

⑥ バルブを調整して歩行障害が改善

医師に再びシャントを調整してもらい、様子を見たところ、歩きにくさが徐々に改善されました。頭痛なども起こらなかったので、このまま様子を見るようにと言われました。

⑦ 看護師の生活指導を受ける

医師の診察のあと、看護師の生活指導を受けました。体重管理をはじめ、注意すべき点について、家族といっしょに改めて学びました。

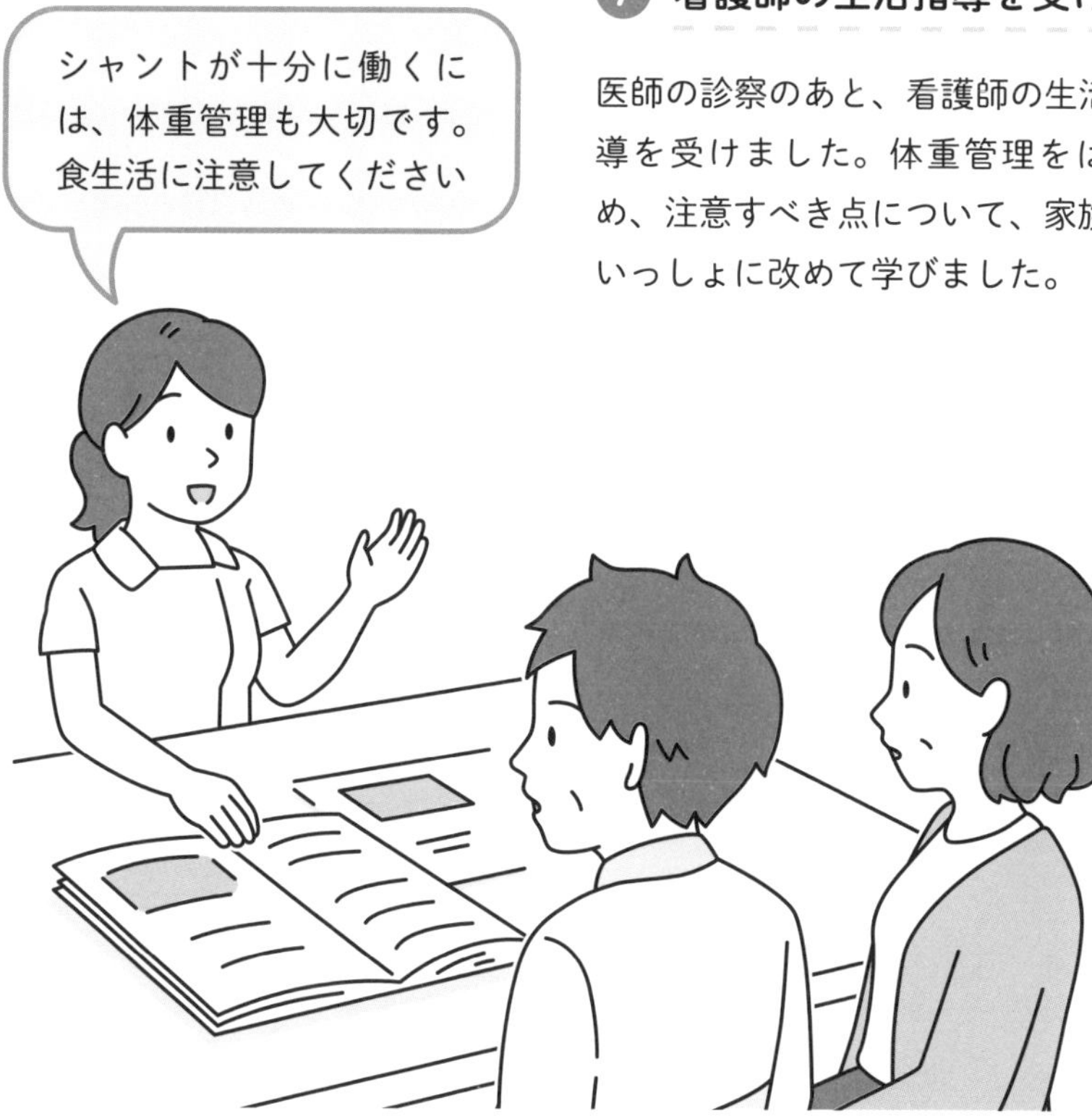
シャントが十分に働くには、体重管理も大切です。食生活に注意してください

⑧ 注意点を守りつつ、日常生活を快適に

シャントを調整してもらったあとも、定期検診を続けました。再発することもあるのだと実感し、生活の注意点を守って暮らしています。

Dr.から ひとこと

Eさんはバルブの調整で済みましたが、再度手術が必要な場合もあります。手術後に再び水頭症の症状が現れたり、頭痛などが起こったりしたら、すぐに受診してください。

基本的に元どおりの生活に戻るのが目標

水頭症の手術を受けて退院したら、自宅で症状の様子を見ながら、徐々に日常生活に戻ります。患者さんや家族のなかには手術の効果への期待が高く、よちよちと歩いていた患者さんがシャキッとした状態で退院するように考えている人もいます。しかし手術によって、若いころと同じような体の機能に戻るわけではなく、基本的には水頭症がない、年相応の体の機能や認知機能になるといえます。

症状がどれくらい改善するかには個人差があり、入院中に症状がすべてなくなる人もいれば、ある程度改善したものの残る人もいます。症状のなかには、退院後もゆるやかに改善を続けるものもあり、退院時には症状が残っていても、退院後の定期検診で改善が認められる場合もよくみられます。手術後も定期的に受診して、症状に応じて髄液《ずいえき》の排出量の調整をします（90、158ページ参照）。シャントが最適な流量になっているかどうかを医師が判断するには、1年くらい様子を見る必要があります。

手術によって症状がどの程度まで改善するかを、手術前に予測するのはむずかしいのですが、一般的には手術前の症状の重症度、発症から手術までにかかった期間、タップテストの反応、認知症などの併存症《へいぞんしょう》に左右されます。たとえば、発症後に早く手術を受けられて併存症がなければ症状が改善しやすく、逆に水頭症が重症で手術を受けるまでに時間が

手術後の改善の程度 *

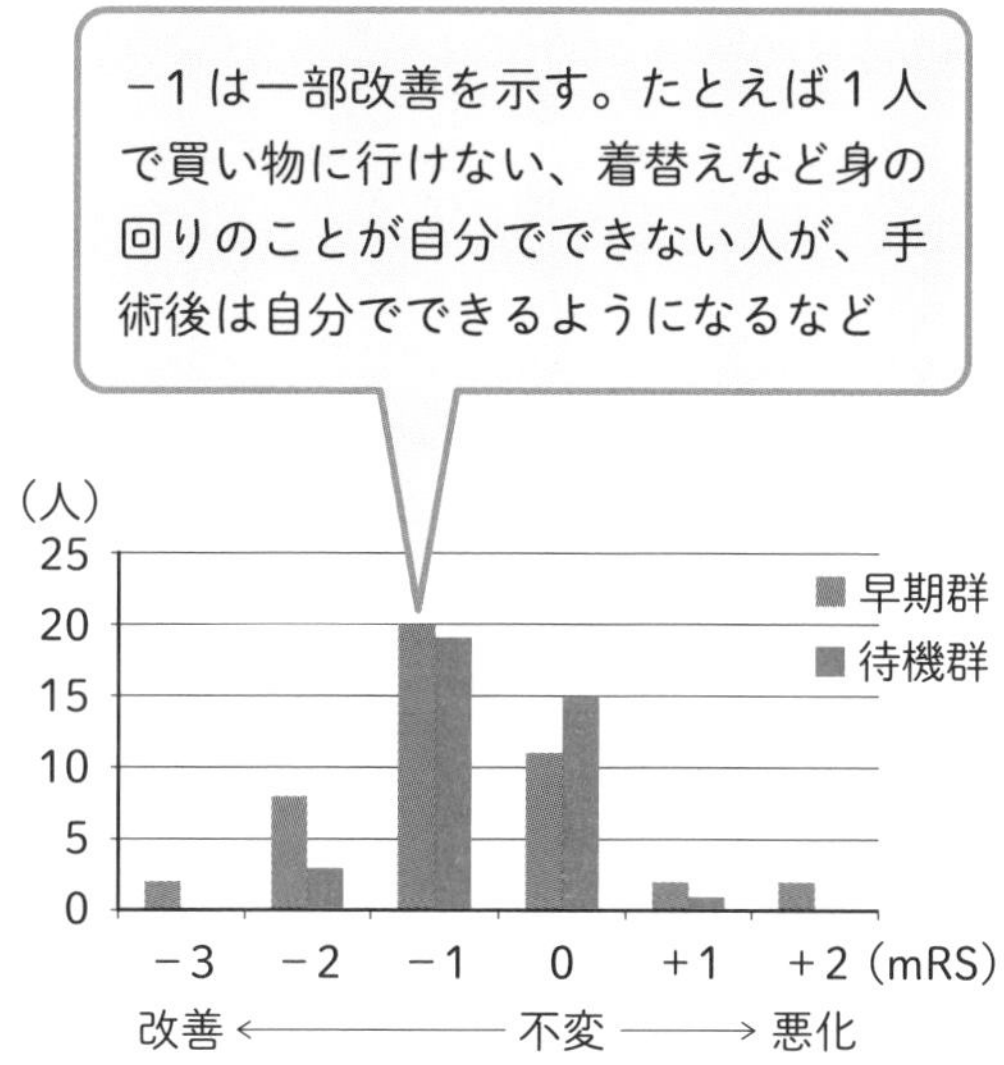

−１は一部改善を示す。たとえば１人で買い物に行けない、着替えなど身の回りのことが自分でできない人が、手術後は自分でできるようになるなど
（人）
25
20
15
10
5
0
早期群
待機群
−３　−２　−１　０　＋１　＋２（mRS）
改善 ←――― 不変 ―――→ 悪化

手術から１年後の状態を比較した。0は改善も悪化もなく、−１〜３は改善、＋１〜２は悪化を示し、数字が大きいほど改善や悪化の程度が大きい。早期群とは診断後すぐ手術した人、待機群とは診断後運動療法を３ヵ月おこなってから手術した人

かかったら、手術後にリハビリが必要になり、残念ながら症状が完全にはなくならないこともあります。

　患者さんの手術後の状態を調査した研究では、手術から1年後までに劇的に改善した人は約16％、一部改善したのは約47％、改善も悪化もしなかったのは約31％でした（上記参照）。あまり改善しなかったのは、認知症などを併せもっていたり、腰やひざの痛みなど別の要因をもっていたりするためだと考えられます。

　水頭症の患者さんの18〜46％は、アルツハイマー型認知症を

*日本正常圧水頭症学会編『特発性正常圧水頭症診療ガイドライン第3版』メディカルレビュー社、2020年

併発しているという統計もあり*、レビー小体型認知症やパーキンソン病などを併発している人もみられます。手術を受けて水頭症は改善したとしても、水頭症以外の原因で歩行障害や認知障害が改善しない可能性があります。水頭症以外の病気を併発していた場合は、手術後も引き続き脳神経内科医などの専門医の診療が必要です。

日常生活に戻りつつ、周囲の人は見守りを続けよう

水頭症の治療は、ＱＯＬ《キューオーエル》（Quality《クオリティ》 Of《オブ》 Life《ライフ》）を高めることが目的の1つです。ＱＯＬとは医療や介護で使われる言葉で、「生活の質」「生きがい」「生活満足度」などの意味があり、生きがいを感じ自分らしい生活を送ることで高まると考えます。せっかく手術を受けて症状が改善したのですから、手術後は趣味の活動を再開するなど、活動的な生活を送ることを目標にしましょう。

とくに、Ｌ《エル》－Ｐ《ピー》シャント（腰からおなかへ入れるタイプ）を入れた人は、寝てばかりいると髄液がほとんど流れません。手術後に座ったり歩いたりする時間が短いと、シャントの効果が十分に得られず、症状があまり改善しないことがあります。シャントを十分に活用するためにも、寝てばかりいないで積極的に歩きたいところです。

手術後、認知機能は、言葉の記憶や思考速度が改善しやすく、集中力や思考力、判断力も改善する可能性があります。具体的には、周囲の物や人への関心が戻ってきて、趣味の活動を再開したくなってきます。歩行障害に注目すると、手術後、比較的早くから歩幅が

*日本正常圧水頭症学会編『特発性正常圧水頭症診療ガイドライン第3版』メディカルレビュー社、2020年

広くなり方向転換に必要とする歩数も減ります。一方で、すり足やバランスの悪さは改善しにくい傾向があり、安定した歩行状態になるまでには少し時間がかかります。

つまり、歩行速度が上がり認知障害が改善して活発に動きたくなりますが、しばらくは転倒しやすい状態が続きます。そのため手術後のほうが、かえって転倒する危険性が高まることもあります。転倒によって骨折したり、頭を強くぶつけて、硬膜下血腫《こうまくかけっしゅ》（106ページ参照）を起こしたりする人も少なくありません。

そのため手術後も引き続き、転ばないように注意が必要です。家族はもうしばらく、付き添いや見守りを続けてください。

基本的には、退院後はふだん通りに生活していきます。スポーツのような激しい運動は控えたほうがよいですが、裁縫など座ってできることや、庭仕事、ウォーキング、筋トレや体操は、退院後に再開しても大丈夫です。以前おこなっていた趣味の活動や地域のボランティア活動などがあれば、ぜひ再開しましょう。

いろんな人と話をしたり、かかわったりするような活動だと、認知機能も維持しやすい

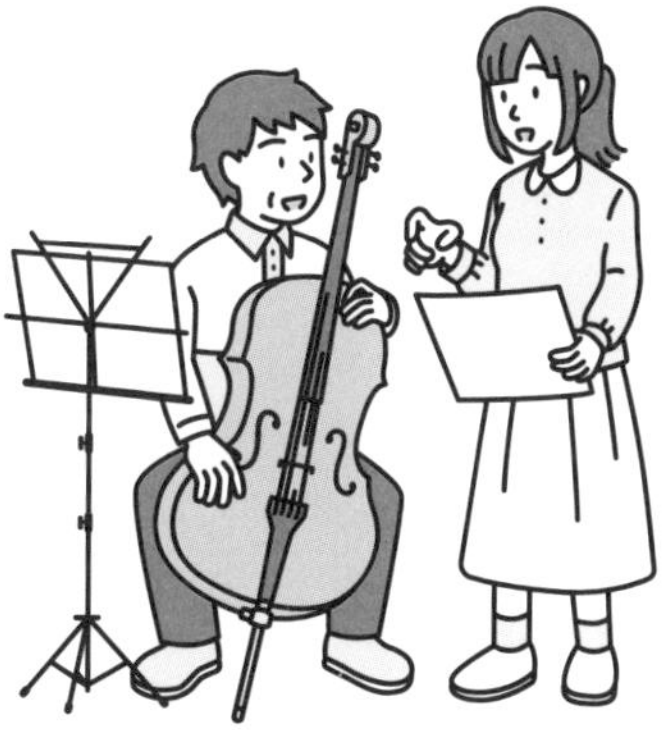

退院後も定期的に検診を受ける

髄液《ずいえき》は、毎日つくられ、排泄《はいせつ》されていますが、髄液がつくられる量・たまる量は患者さんによって異なります。入院中も、シャントの流量が適切になるように調整されますが、退院後も定期的に受診して、シャントや体の状態を確認してもらいます。定期検診では、症状がきちんと改善しているかどうか、髄液の流量が適切かどうかを、医師が確認します。またシャントは、何らかの原因でトラブルが起きたり、髄液の流量が変わったりすることがあります（162ページ参照）。シャントにトラブルが起こっていないかも確認します。

定期検診では体の回復具合やシャントの状態を確認する

退院後の定期検診は、手術から1ヵ月後、3ヵ月後、6ヵ月後、12ヵ月後におこなうことが、診療ガイドラインで推奨されています。12ヵ月以降は医療機関の方針によって異なりますが、半年ごとに受診を続けるところや、検診を卒業して不具合が起こったら受診するところがあります。

定期検診では、医師の問診のほか、歩行テストや認知機能検査、そしてＣＴ検査やＭＲＩ検査を受けます。医師が、手術前と比べて症状がどの程度改善したかを確認し、髄液の流量が最適かどうかを検討してくれます。

問診ではふだんの生活の様子や症状の変化を聞かれ、歩行テストなどで症状の改善を確

定期検診の頻度と内容

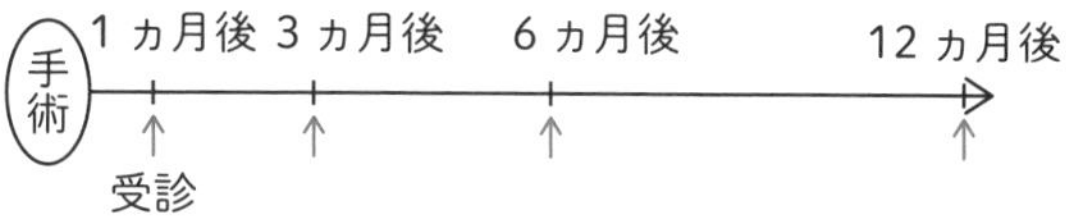

12ヵ月以降の受診は半年に1回など

▼定期検診の内容
- 問診
- CT検査、MRI検査
- 歩行テスト（62ページ参照）
- 認知機能検査（65ページ参照）など

定期検診では、症状や体の状態を調べ、必要に応じて髄液の流量を調整する。定期的に受診することで、患者さんの症状の悪化やシャントの異常を見つけやすくなる

認します。画像検査では、脳室が正常になっているか、脳に異常がないかなどを確認します。これらの結果から、シャントの流量を調整するかどうかが検討されます。

症状のなかには、すぐ改善するものがある一方で、ゆっくり改善するものや、改善しにくいものもあります。症状が十分に改善していない場合、医師はその原因を検討します。あまり改善しない原因には、シャントの流量が少ないことも考えられますが、改善しないからといってシャントの流量を多くしすぎると、頭痛や硬膜《こうまく》下《か》血種《けっしゅ》などの合併症を起こしかねません（106ページ参照）。シャントは繊細な調整が必要なので、1年ほど時間をかけて症状や体の様子を見ながら調整していきます。

基本的には手術を受けた医療機関で定期検診を続けますが、引っ越しなどで医療機関を移らなければならない場合もあるでしょう。その場合は、医師に事情を伝え、紹介状や検査画像を提供してもらいます（提供には健康保険が適用されます）。紹介状は「診療情報提供書」ともいい、今までに受けた治療法や検査結果、経過が記録されています。できれば紹介状の申し出をするときには、転居先の医療機関が決まっているのが理想です。転居先の医療機関は、水頭症の治療をおこなっている脳神経外科を自分で探すか（20ページ参照）、手術をしてくれた医師に聞いてみるのもよいでしょう。転居先の医療機関に予約をとり、受診時に紹介状などを提出して、定期検診を続けてください。

症状の悪化を感じたら受診しよう

シャントは、何らかの原因で働かなくなることがあります。主に、カテーテルが詰まったり断裂したり、おなかや背中から抜けたりして起こります。シャントの流量が変わってしまうこともあります。シャントが働かなくなると、再び水頭症の症状が現れます。

手術後、水頭症の症状が再び現れたり悪化したりしたら、定期検診の日を待たずに、早めに受診してください。歩行障害や排尿障害は、患者さん自身が歩きにくさや頻尿を感じるため比較的気づきやすいですが、認知障害は本人にはわかりにくいため、家族の気づきが重要です。本人の様子がいつもと違うな、と感じたら、医師に報告してください。

シャント造影検査

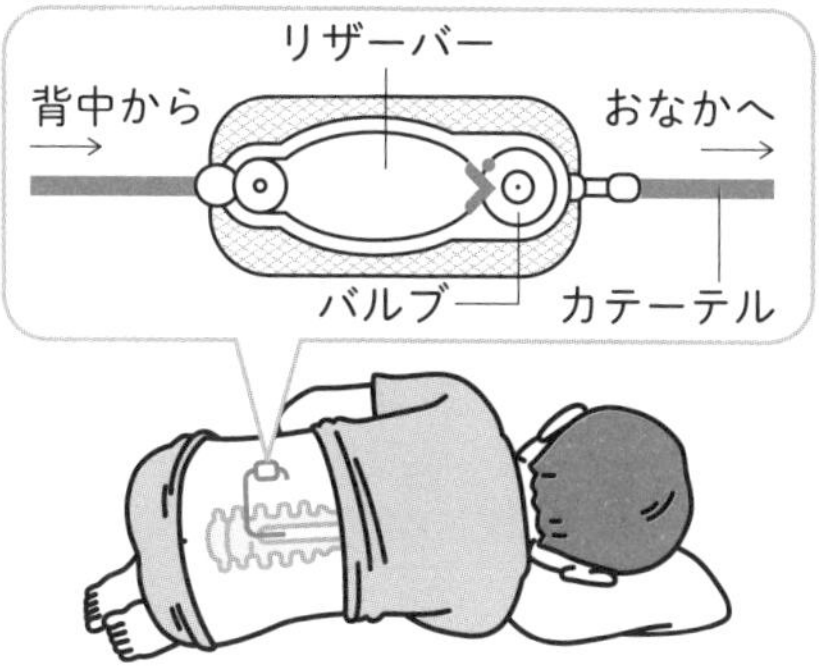

リザーバーに注射器を指して、背中からの髄液を吸引することができ、造影剤を注入するとおなか側のカテーテルの状態をエックス線で確認できる

画像検査の結果、シャントの詰まりや断裂など不具合が疑われる場合は、状態を確認するために、エックス線検査室で「シャント造影検査」を受けることがあります。シャントにはバルブとともにリザーバーという部品がついていて、リザーバーに注射することで、中の髄液などを吸引したり、薬などを入れたりすることができます。リザーバーから造影剤を入れてエックス線画像を見ることで、シャントの不具合が起きている部位と、詰まりや断裂などの状態がわかります。

何かが詰まっている場合、シャントの流量を調節したり、リザーバーから注射器で吸引したりすることで、詰まりがとれることがあります。詰まりがとれなかったり、カテーテルが抜けたり断裂したりしていたら、カテーテルを入れ替える手術が必要になることもあります。

退院後の生活上の注意点を守る

水頭症の患者さんは、髄液《ずいえき》が吸収されにくい体質が自然に治ることはほとんどありませんので、シャントを入れたら生涯入れたまま生活します。近年のシャントは非常に高性能で、劣化のおそれはほとんどありません。カテーテルが切れたり抜けたりするようなトラブルが起こらないかぎり、再手術せずに生涯をすごすことができます。

シャントが入っていることで、生活に大きな制限がかかるのではと考える人もいますが、生活の制限もほとんどありません。次のとおり、注意すべき点は3つだけなので、生活を見直してみてください。

磁気を利用する器具を近づけない

シャントの流量は、体外から磁気で調整しています。シャントのタイプによっては、磁気を帯びたものを近づけることで、流量が変化してしまうこともあります。身の回りに磁石が使われているものがあるかどうか、チェックしてみましょう。

使ってはいけないもの……磁気を利用した治療器です。たとえば、磁気枕や磁気マットレス、磁気ネックレスなどです。肩こりなどの軽減を目的として使う人もいるかもしれませんが、シャントを安全に使うためにも、残念ながら手術後はこれらの使用を避けたほうがよいでしょう。

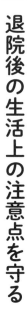

近づかないようにするもの……ＭＲＩ検査機器や屋外に設置された大型スピーカーには、近づかないようにしてください。これらの機器には内部に強力な磁石が使われているため、シャントが影響を受けてしまいます。ほかにも、科学博物館などで磁気を利用した設備がある場合は、近づかないようにしましょう。

ＭＲＩ検査は、水頭症の定期検診やほかの病気の検査のために受ける人もいるでしょう。ＭＲＩ検査を受けることはできますが、シャントが機器の磁力の影響を受けるため、検査後はシャントの再調整が必要です。近年は、シャントのなかにもＭＲＩ検査機器に影響されないタイプがあり、そのタイプなら再調整の必要はありません。自分のシャントはどのタイプなのか、主治医に確認しておきましょう。

耳や腰に近づけないようにするもの……Ｌ《エル》－Ｐ《ピー》シャントでは腰、Ｖ《ブイ》－Ｐ《ピー》シャントでは耳のうしろに、シャントのバルブ（89、93ページ参照）が設置されています。シャントのある部位には、磁気を帯びたものを近づけてはいけません。

具体的には、ヘッドホン、テレビやラジオなどのスピーカー部分、冷蔵庫や電子レンジのドアなどです。冷蔵庫や電子レンジのドア、ヘッドホンなどにも、小さいながら磁石が使われています。シャントが影響を受ける可能性があるため、バルブのある部位にこれらを近づけないようにしてください。

影響を受けないもの……たとえば、空港などのセキュリティ検査、高圧線、スマートフォ

日常生活で気をつける器具

磁気の強いものは避けるのが原則。バルブのある部位に近づけなければ使用できるものもある

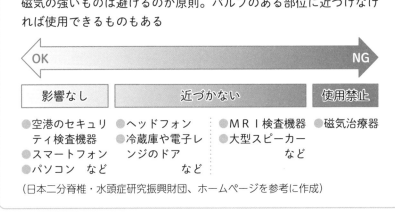

影響なし	近づかない	使用禁止
●空港のセキュリティ検査機器 ●スマートフォン ●パソコン　など	●ヘッドフォン ●冷蔵庫や電子レンジのドア　など ●ＭＲＩ検査機器 ●大型スピーカー　など	●磁気治療器

（日本二分脊椎・水頭症研究振興財団、ホームページを参考に作成）

ンやパソコン、タブレットなどです。冷蔵庫や電子レンジ以外の、洗濯機や掃除機などの家電製品はシャントに影響することはほとんどないので、安心して使ってください。

空港のセキュリティ検査機器は、金属などを感知するとアラームが鳴りますが、シャントはシリコンでできていて、バルブの金属は非常に小さいので、ほとんど感知されません。多くの場合、セキュリティ検査ではゲートを通過して体を調べます。通過するだけなら問題ありませんが、ゲートでしばらく立ち止まるとシャントが影響される可能性があるので、立ち止まらないようにしましょう。シャントが飛行機の気圧に影響されるのではと心配する人もいますが、その心配もありません。

スマートフォンやタブレット自体にも、あまり影響されません。しかし、磁石が使われている収納ケースを使っている場合は、バルブの設置された部位に近づけないように注意してください。

太りすぎや便秘を防ぐ

L－PシャントやV－Pシャントでは、おなかにカテーテルが入っています。体重の急激な増加や便秘があると、「腹圧《ふくあつ》」といっておなかの中の圧力が高くなります。シャントは、バルブが適切な圧力をかけることで髄液の逆流を防ぎ、流量を調整しているため、腹圧が高くなるとシャントの中を髄液が流れにくくなってしまいます。

具体的には、手術後に体重が5kg以上増減すると、シャントの調整が必要になります。増えすぎるだけでなく、減りすぎるのもよくありませんが、手術後は活動量が多くなって食欲が増す人のほうが多くみられます。もし手術後に5kg以上増減したら、定期検診の際に医師にその旨を伝えて、シャントの調整をしてもらいましょう。主治医に伝えないでいると、髄液の流量を適切に調整できず、いずれ水頭症が再発する可能性があります。できるだけ早く伝えて、シャントを適切な状態にしてもらうことが重要です。

体重の急激な増減や便秘を防ぐためにも、食生活に注意しましょう。1日3食を規則正しくとる（食が細い人はおやつもとってよい）、ご飯やパン、麺などの主食に偏りすぎず肉や魚、野菜類も十分とる、食事量をとりすぎない、といったことを心がけてください。

便秘を防ぐためには、野菜類やきのこ類、海藻類など食物繊維の豊富な食品、納豆などの発酵食品、ヨーグルトなどの乳酸品などをとるとよいでしょう。便を出しやすくするためには、水分も1日1~2ℓ程度とるのが目標です。たくさん歩き、お風呂でおなかを温めて、腸の働きをよくするのもおすすめです。

肥満や便秘によるシャントのトラブルは、手術後何年たっても起こる可能性があります。そのため、体重を週1回など定期的に測って体重を管理し、食生活に気を配りましょう。

転倒を避ける

転倒は骨折だけでなく、シャントの不具合を起こすおそれがあります。シャントは皮膚のすぐ下に入っています。転倒したり家具などに体を強くぶつけたりして、シャントが入っている部位に衝撃が加わると、カテーテルが抜けたり切れたりすることがあります。カテーテルが抜けたり切れたりした場合は、シャントを入れ替えなければいけません。入れ替えには、初回と同様に入院して手術を受ける必要があります。できるだけ転ばないように、転倒対策を心がけてください（133ページ参照）。

L－Pシャントでは、背骨の病気によってシャントが断裂することもあります。手術時は背骨があまり変形していなくても、数年後に背骨のすき間が狭くなったり、骨のトゲができたりして、カテーテルが切れてしまう可能性があるのです。転倒や肥満などがないのに水頭症の症状が再発してきたときも、必ず受診してください。

治療後は活動的な生活を楽しもう

手術によって症状が改善しても、自宅で座ってテレビなどを見たりしているだけで何の運動も活動もしなければ、加齢にともなって筋力や認知機能は衰えてしまいます。関節の痛みや筋力の低下など、水頭症以外の原因で、つま先やひざが上がりにくくなって転びやすくなったり、フレイルやサルコペニア（122ページ参照）になったりするおそれもあります。筋力を維持するためにも、手術後は、できるだけ運動をし、活動的にすごすとよいでしょう。

回復を促すためにもリハビリを

患者さんは、水頭症になっていた期間に、体の機能がある程度低下していることが考えられます。そのため、退院したら積極的に歩いたり運動をしたりして、体の機能を回復させていくことが重要です。

手術前にリハビリを始めていたら、退院後も引き続きおこないましょう。124ページの食事法や127ページの筋トレ、144ページの認知機能訓練は、退院後に始めても効果がありますから、手術後のリハビリとしておこなうのもおすすめです。

退院後は、歩行のリハビリを兼ねて散歩を楽しむのもよいでしょう。散歩やウォーキングは、手術後しばらくは引き続き家族に付き添ってもらってください。外出して、いろんなものを見たり家族以外の人と話したりすることで、気分転換にもなります。

ほかにも、ヨガやラジオ体操などゆったりと自分のペースで楽しめる運動なら、手術後も続けることができます。一方、バスケットボールや柔道のようなほかの人と体がぶつかる種目や人と競い合う種目、スケートなど転倒の危険が高い種目は、手術から数年経っても避けたほうがよいでしょう。念のため、運動を新しく始める場合は、まず医師に相談し、運動の注意点を確認してください。ゴルフなどの腰をよくひねるような運動は、しばらく控えるように指導されるかもしれません。

高齢になると腰やひざの痛みなど、別の原因で歩きにくくなる人もいますが、関節痛対策としても筋トレやストレッチングは

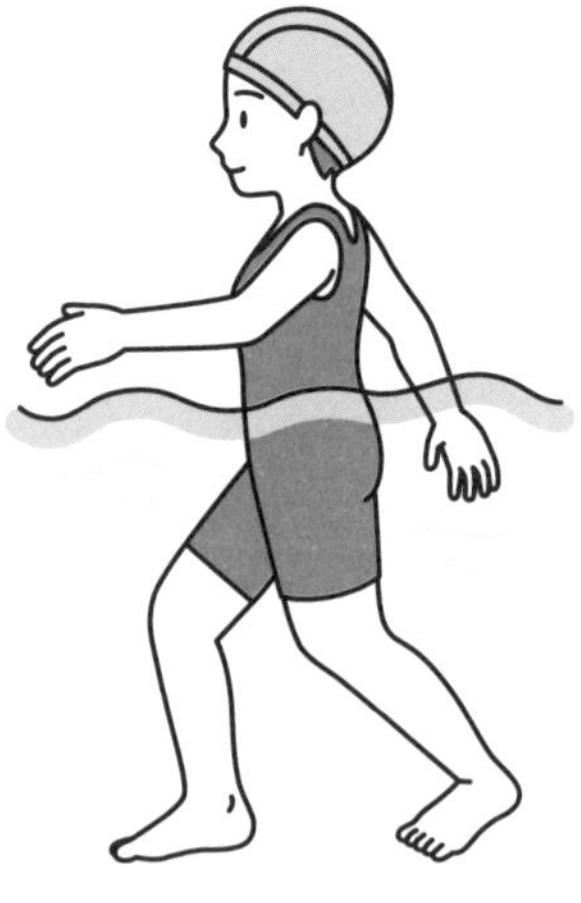

水中運動は、転倒の危険が少ないので、水頭症の患者さんにもおすすめ。全身の運動になる

効果的です。関節の変形が著しくなければ、脚や腰の筋力を高めると関節への負担が減り、痛みを軽減することができます。腰やひざの痛みがある場合は、散歩やウォーキングの代わりに、水中運動がおすすめです。プールでゆっくりと歩くだけで、全身の筋トレと有酸素運動になります。

運動を続けることは、体の機能だけでなく、認知機能の維持にも役立ちます。自分の好きな運動を見つけられれば、楽しみながら続けることができるでしょう。

日常生活を豊かにしよう

症状が改善してきて自分の身の回りのことができるようになったら、家に引きこもるのではなく、積極的に活動範囲を広げてみてください。さまざまなことをおこない、多くの人と交流することは、脳への刺激となり認知機能の維持や改善に役立ちます。

水頭症の発症前に続けていた趣味の活動があれば、ぜひ再開してください。俳句、音楽演奏などが好きなら、地域のサークルに参加するのもよいでしょう。フィットネスジムへ通って、運動仲間や好きな運動を見つけるのもひとつの方法です。庭仕事は体を適度に動かせるので、運動の一環にもなります。地域のイベントなどに参加するのもおすすめです。

水頭症の治療の目的は、症状を改善して患者さんが日常生活をおくりやすくし、家族の介護の負担を減らすことですが、それによって患者さんが自分らしくすごせるようになることが理想です。毎日を楽しんで、いきいきとすごしましょう。

Epilogue

あとがき

本書では、ここまでｉＮＰＨ 特発性正常圧水頭症の症状、特徴、検査、診断、治療法などについて、いろいろなケースもまじえながら解説してきました。

本書でご紹介した特発性正常圧水頭症に対するＬ‐Ｐシャント手術は、高齢者に優しい、脳に穿刺を行わない低侵襲な手術方法として最近注目されています。

１９７５年に、私の師匠である桑名信匡先生が本邦で初めてＬ‐Ｐシャント手術を実施して以降、多くの先生方の知恵を結集し、さまざまな工夫を重ね、今日の安全で有効性の高い方法を作り上げてきました。

このＬ‐Ｐシャントは、日本では主流になってきていますが、実は海外ではまだそれほど広まっていません。治療の対象となる高齢者は腰椎が変形していることが多く、腰からカテーテルを挿入するＬ‐Ｐシャントは難しい方法と考えられているからです。

私は２０１８年イタリア・ボローニャでの水頭症の国際学会や

２０１９年中国・北京での脳神経外科の国際学会で、Ｌ－Ｐシャントの合併症を減らし、安全に行える方法につき発表を行い、２０２１年にはアジアの脳神経外科の先生方に私どもの手術方法についてＷＥＢ講演を行うなど、日本で広まりつつあるこれらの知見を海外にも広めるための発信も続けてきました。日々の診療と並んで、このように国内外で「ｉＮＰＨ 特発性正常圧水頭症診療の道を拓く」ことが私の目標です。

これらの活動、そして本書の発刊を通じて、患者さんが治療を受けて回復し、身の回りの不便が少なくなり、積極的に活動範囲を広げいきいきとその人らしい暮らしを送ることができるよう願っています。

最後に 特発性正常圧水頭症を皆様にわかりやすく知って頂くために、企画、編集、出版に多大なご協力を頂いた法研の市田花子さん、株式会社オフィス201の勝又理夏子さんに心より感謝申し上げます。

サッカーW杯で日本代表が強豪ドイツ、スペインから鮮やかな逆転勝利する試合をテレビ観戦し、感動した２０２２年12月　自宅にて。

鮫島　直之

索引

参考文献

日本水頭症学会『特発性正常圧水頭症診療ガイドライン第 3 版』メディカルレビュー社、2020 年
鮫島直之ほか「成人シャント手術　腰部くも膜下腔腹腔シャント（L-P shunt）の TIPS」『脳神経外科』vol.50, No.2, 2022
鮫島直之ほか「手術セットアップ②　シャント手術」『脳神経外科速報』vol.32, no.4, 2022
鮫島直之「脳神経内科へコンサルト　正常圧水頭症」『内科』第 122 巻第 3 号、2018 年
『year note 2020』メディックメディア、2020 年

ウェブサイト

高齢者の水頭症 iNPH.jp　https://inph.jp/

著者

鮫島 直之（さめじま なおゆき）

国家公務員共済組合連合会 東京共済病院 脳神経外科部長
1995年山梨大学医学部卒業。虎の門病院レジデントから虎の門病院脳神経外科を経て東京共済病院脳神経外科。2018年より現職。日本正常圧水頭症学会理事、脳神経外科専門医・指導医、脳卒中学会専門医・指導医、脳神経外傷学会指導医、認知症学会専門医・指導医、日本転倒予防学会理事。「特発性正常圧水頭症診療ガイドライン第3版」システマティックレビューを担当。

よくわかるiNPH（特発性正常圧水頭症）

2023年 1月 26日 第1刷発行

著　　者　鮫島直之
発 行 者　東島俊一
発 行 所　株式会社 法 研
〒104-8104 東京都中央区銀座1-10-1
電話 03-3562-3611（代表）
http://www.sociohealth.co.jp

印刷・製本 研友社印刷株式会社　0103

ISBN978-4-86513-929-7 C0077 定価はカバーに表示してあります。